Prisonnier d'un accident

Témoignage

Christopher Thouroude   Fleuriane Langlais

Sous la plume de Natacha Colbert

Prisonnier d'un accident

Témoignage

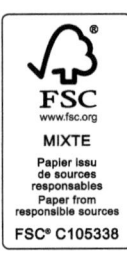

© 2024, Christopher Thouroude, Fleuriane Langlais, Natacha Colbert

Édition : BoD - Books on Demand GmbH,
In de Tarpen 42, 22848 Norderstedt (Allemagne)

Impression : Libri Plureos GmbH, Friedensallee
273, 22763 Hamburg (Allemagne)

ISBN : 978-2-3225-3892-8

Dépôt légal : Novembre 2024

Entends-tu mes pleurs ?
Remarques-tu comme j'ai peur ?
Y croire, je n'peux pas
Ma vie, c'est toi
S'il te plaît, ne pars pas
Ô, mon amour

Lonsdale 88, *La vie est un combat*

Table des matières

Préambule..9
1. L'accident..11
2. Regards sur le drame..17
3. La vie d'avant..29
4. Un combat pour survivre................................41
5. Une longue rééducation..................................57
6. Responsabilité et (in)justice...........................77
7. Devenir adulte avec le handicap..................83
8. Les dangers de la route..................................93
Remerciements..99
Annexe : le texte de Fleuriane...........................101

Préambule

J'ai décidé d'écrire ce livre pour vous faire découvrir mon héros.

Quand nous sommes petits, nous avons tous un héros que nous admirons. Le mien s'appelle Christopher, et c'est mon grand frère.

Christopher a eu un accident de motocycle quand il avait quinze ans. J'étais alors une petite fille de neuf ans et j'ai eu très peur de perdre mon frère. Les secouristes pensaient qu'il allait mourir dans l'ambulance.

Mais Christopher est un miraculé de la route. Il a surmonté de nombreuses épreuves et il est toujours là, à mes côtés. Avec son beau sourire et son sens de l'humour.

Aujourd'hui, mon frère est handicapé. Il a perdu une partie de son cerveau gauche. Il est hémiplégique et aphasique, mais il n'est pas devenu « un légume », comme les médecins le craignaient. Il s'est battu pour se remettre debout. Il marche, il mange correctement. Autonome, il se déplace seul pour aller faire des courses.

Christopher revient de très loin. Et son histoire peu commune me semble inspirante pour les jeunes, au collège et au lycée. À l'âge où ils se croient invincibles.

Je suis très sensible aux questions de sécurité routière. Ainsi, quelques années après l'accident, j'ai découvert que des jeunes faisaient les andouilles en scooter devant un collège proche de chez nous. Leur attitude m'a révoltée. J'ai alors contacté l'établissement pour proposer de témoigner, de raconter ce qui était arrivé à mon frère. Sans succès. J'espère que, grâce à ce livre, ma parole – notre parole – sera entendue.

Christopher et moi voulons sensibiliser aux dangers de la route. Mais aussi raconter une histoire singulière, la nôtre. Car cet accident a touché toute notre famille. La vie de chacun d'entre nous a basculé le 22 octobre 2009.

Nous souhaitons également apporter de l'espoir aux familles d'accidentés de la route. Depuis quinze ans, nous croisons régulièrement des pères, des mères, des frères et des sœurs, qui attendent l'éveil d'un proche dans le coma ou des progrès pendant la rééducation. Nous voulons leur dire, à travers ce livre, que nous sommes de tout cœur avec eux. Et que le meilleur peut arriver.

Mon frère ne peut plus parler. Il s'exprime par mots-clés, par des gestes, par des regards… Et je suis son interprète. Ce livre est notre idée commune. À seize ans, au lycée, j'avais déjà écrit un premier texte intitulé Prisonnier d'un accident[1]. *Christopher est fier de cette rédaction et aime la faire lire aux gens qu'il croise. Tous les lecteurs lui disent qu'ils veulent connaître la suite.*

La voici.

Fleuriane

---

1 À découvrir en annexe, page 101.

1. L'accident

Passionné de moto

Je m'appelle Christopher et j'ai toujours aimé les motos. Toute mon enfance, avec mon frère et ma sœur, j'ai fait de la moto. Notre père nous a transmis sa passion.

Au début, il nous a mis sur des pocket bikes, dans le jardin. Puis il a organisé des courses sur le parking du supermarché à Saint-Pierre-sur-Dives. Nous faisions aussi des balades dans la campagne, dans les petits chemins.

Mes parents m'avaient promis qu'ils m'offriraient une 50 cm³ pour mes quinze ans. Alors, juste avant mon anniversaire, j'ai passé le Brevet de Sécurité Routière, le BSR, afin de pouvoir conduire ma moto dès que je l'aurais.

Je me souviens de cet anniversaire. Comme toujours, nous sommes allés le fêter chez mes grands-parents. Pour me faire plaisir, Mémère avait acheté un immense éclair au chocolat, mon dessert préféré, et elle a planté quinze bougies dessus. Je les ai toutes soufflées d'un seul coup.

À la maison, le soir, nous avons pris l'apéritif pour trinquer à ma santé et nous avons mangé un bon repas. Au moment du dessert, les lumières se sont éteintes. Sur une musique d'anniversaire, tout le monde s'est mis à chanter, puis j'ai vu arriver un beau gâteau lumineux, que ma mère a posé devant moi. Après que j'aie, à nouveau, soufflé mes quinze bougies, nous nous sommes tous régalés.

C'est là qu'est arrivé le moment que j'attendais tant : l'heure de recevoir mon cadeau. Nous sommes descendus au sous-sol. La lumière s'est allumée et j'ai découvert ma moto. J'étais tellement heureux !

Le lendemain, ma première sortie avec cette moto a été légendaire. En allant faire un tour avec mon père, j'ai loupé un virage et j'ai fini dans l'herbe, tête la première. À notre retour à la maison, toute la famille a bien rigolé en apprenant mon exploit !

Grâce à ma moto, je suis devenu plus autonome. Je pouvais aller seul chez Pépère et Mémère, qui habitaient à dix kilomètres. Je profitais de ces visites pour leur demander de l'argent. Je crois qu'ils étaient contents de m'aider à payer l'essence, car Mémère était généreuse : elle me donnait dix euros à chaque fois, même si le plein de carburant n'en coûtait que cinq.

Le soir, j'allais voir mes copains en moto, quand j'avais l'autorisation de sortir. Pour cela, mes parents exigeaient que je fasse mes devoirs et que je range ma chambre, ce qui était un véritable exploit pour moi. Je dois avouer que j'ai toujours été assez désordonné.

Ma moto me servait aussi chaque jour pour aller au collège. J'emmenais mon petit frère Dorian le matin et le midi, ainsi que mon pote Rémi.

J'ai eu ma 50 le 23 septembre 2009. Un mois plus tard, c'était le drame.

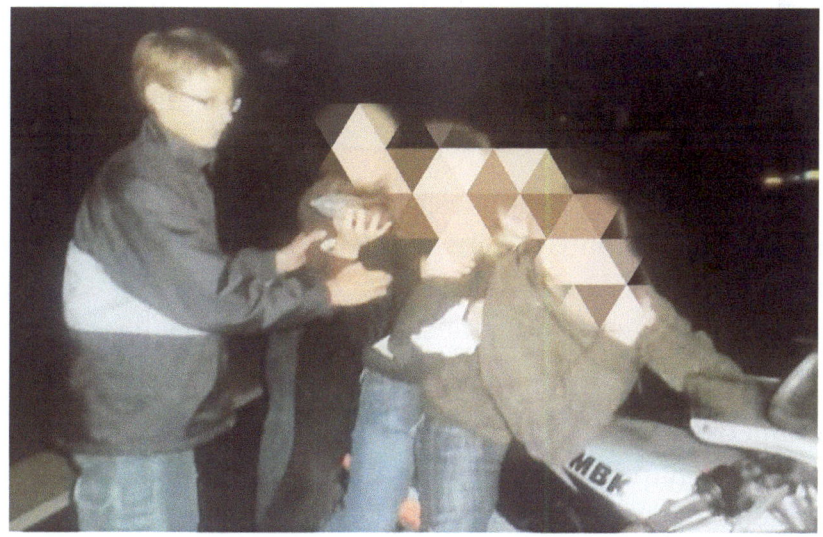

Avec ma moto et mes copains, quelques jours avant l'accident

Le 22 octobre 2009

Ce midi-là, après le repas, nous sommes retournés au collège, comme d'habitude. J'ai déposé mon frère, qui avait des béquilles car il s'était – encore – fait une entorse à la cheville. Et comme j'avais un peu de temps, je me suis dit que j'allais refaire un tour.

C'est là que j'ai croisé Baptiste*[2]. J'avoue que je ne l'aimais pas beaucoup. C'était un « forceur », qui voulait toujours monter sur les bécanes des uns et des autres.

---

[2] Les prénoms suivis d'un astérisque sont des prénoms modifiés, afin de respecter l'anonymat des personnes concernées. Les autres personnes ont donné leur accord pour que leur véritable identité figure dans ce livre.

Jusqu'ici, j'avais toujours refusé de le prendre comme passager. Mais, ce jeudi 22 octobre, j'ai fini par accepter, pour me débarrasser de lui, une bonne fois pour toutes. J'ai pensé que si je le laissais faire un tour avec moi, il me ficherait enfin la paix.

Alors je lui ai tendu le casque jaune de mon frère et je lui ai dit : « Monte ». Un geste, un simple mot, qui ont failli me coûter la vie. Si j'avais su ce qui allait se passer, je n'aurais sûrement jamais accepté de prendre ce passager.

Nous avons démarré. Je roulais bien à droite, à trente kilomètres-heure. Je crois que j'étais contrarié d'avoir dit « Oui » à Baptiste* et de le sentir dans mon dos. Mais je n'ai fait aucune folie dans ma conduite. J'avais juste hâte d'arriver au collège pour être libéré de lui et retourner en cours.

Je roulais donc sur la droite, tranquillement. Alors qu'il ne nous restait qu'une côte à gravir pour atteindre le portail du collège, Baptiste* m'a parlé. Je ne sais plus ce qu'il m'a dit exactement. Mais j'ai tourné la tête pour mieux l'entendre. Et c'est là que le drame s'est produit.

Quand j'ai vu la voiture, il était trop tard pour l'éviter. Nous l'avons percutée de plein fouet et je me suis senti décoller. Mon corps est monté dans les airs. Ensuite, c'est le trou noir. Je me suis retrouvé allongé sur la chaussée. Quand j'ai réussi à ouvrir les yeux, tout était flou. J'étais plongé dans une sorte de brouillard mental.

Les circonstances

J'ai su après que la conductrice rentrait chez elle. Sa voiture était au milieu de la rue car elle devait faire un virage large pour se positionner face à sa maison et entrer dans sa cour, devant son garage.

Elle ne roulait pas vite. Moi non plus. Mais elle ne m'a pas vu et elle m'a coupé la route. J'ai été projeté dans le pilier du mur. Ma main a frotté contre le rétroviseur. Je le sais car on y a retrouvé le bout d'un des mes doigts, arraché lors du choc.

J'ai atterri de l'autre côté du véhicule. Ma tête a heurté violemment le sol. J'étais encore à demi-conscient à ce moment-là, mais je ne voyais plus correctement ce qui m'entourait. Les bruits étaient assourdis, comme dans du coton. Choqué, je ne comprenais pas ce qui se passait. J'ai très peu de souvenirs de ces minutes, qui m'ont semblé durer des heures. Je sais qu'une personne m'a parlé. J'ai perçu le son de sa voix mais je n'ai pas réussi à distinguer ses paroles. Quand les secours sont arrivés, j'ai entendu les sirènes. Puis j'ai perdu connaissance.

On m'a raconté ensuite la succession des événements. Baptiste* n'avait presque rien, juste des égratignures. Il s'est précipité au collège pour aller chercher de l'aide. Une des surveillantes, Laurie, a couru jusqu'au lieu de l'accident. Dès qu'elle m'a vu, elle m'a fait un point de compression, car mon artère carotide avait été sectionnée par la jugulaire de mon casque. Je voulais me relever mais elle me l'a interdit :

— Non, ne bouge pas. Reste tranquille et respire.

Laurie m'a parlé longtemps, pour que je ne perde pas connaissance. Je sais maintenant que c'est grâce à elle que j'ai tenu jusqu'à l'arrivée des pompiers. Ensuite, ils m'ont transféré sur une civière. J'étais toujours conscient, mais je n'ai aucune image de ces moments. J'entends juste les sirènes. Et je me souviens d'un détail : j'ai perdu une chaussure lors de l'accident, une basket de marque Asics.

Vivre ou mourir ?

Dans l'ambulance, je suis tombé dans le coma. Une fois arrivé au CHU de Caen, les secouristes m'ont emmené directement au bloc opératoire, en état d'urgence absolue.

Le point de compression pratiqué par Laurie m'avait maintenu en vie, mais je m'étais littéralement « vidé de mon sang ». Les médecins ont estimé que j'avais perdu plus de quatre litres de sang sur les cinq litres que contient le corps humain.

Dès l'arrivée à l'hôpital, j'ai reçu une transfusion sanguine pour tenter de me sauver. Mon pronostic vital était engagé. Mon corps avait réussi à tenir le coup jusque-là, mais j'avais très peu de chances de survivre après une telle hémorragie.

Témoignages

2. Regards sur le drame

Comment apprend-on qu'un proche est entre la vie et la mort ? Quels souvenirs garde-t-on d'une journée aussi terrible, quinze ans après ?

Voici les récits de mes proches et des témoins sur l'accident du 22 octobre 2009 et les jours qui ont suivi.

Dorian, mon frère

« Christopher m'a déposé au collège aux alentours de midi quinze. J'étais en béquilles. Je devais retirer le plâtre le jour même. Quand il m'a laissé devant le collège, nous nous sommes engueulés. J'ai oublié pourquoi, mais je sais que je ne voulais pas qu'il reparte.

Peu de temps après, j'ai vu Baptiste* arriver avec du sang sur lui.

— C'est le sang de Christopher. On a eu un accident !

Paniqué, j'ai voulu courir retrouver mon frère, mais on m'a retenu. Une surveillante est partie voir ce qui s'était passé. J'étais très inquiet, mais je n'ai pas eu d'autres nouvelles de la journée.

Le soir, j'étais avec Fleuriane chez notre tante. Maman nous a appelés de l'hôpital et elle nous a annoncé que c'était grave. Je suis allé dormir chez un copain. »

Angélique, ma mère

« J'étais nourrice à cette époque. Quand j'ai entendu la sirène des pompiers, je revenais de l'école, où j'avais déposé les enfants que je gardais. Et j'ai su tout de suite, instinctivement, que les secours étaient là pour nous, pour notre famille. J'ai senti mon cœur se serrer, mais je ne peux pas expliquer pourquoi. C'était comme une sorte de sixième sens. L'instinct maternel, peut-être.

Une de mes amies m'a emmenée en scooter. Lorsque nous sommes arrivées sur le lieu du drame, les pompiers ne voulaient pas que je voie mon fils. Folle d'inquiétude, j'ai insisté et j'ai réussi à forcer les barrières.

Christopher était dans le camion du SMUR. On m'a interdit d'y monter. J'ai entendu un des médecins dire à un secouriste qu'un hélicoptère avait été prévu, mais qu'ils avaient décidé d'annuler le vol, qu'ils jugeaient inutile. En effet, que ce soit par les airs ou par la route, ils étaient sûrs que mon fils ne survivrait pas au trajet. »

Benjamin, mon ami d'enfance

« Ma mère m'a déposé devant le collège et j'ai attendu Christopher, comme tous les midis.

Quand il est arrivé en 50, il m'a dit qu'il devait aller chercher un gars qui était à pied en ville, pour l'emmener en cours. Tout le monde attendait l'heure d'ouverture de la grille après le repas du midi. Soudain, j'ai vu arriver celui que Christopher devait aller chercher. Comme il était seul, sans lui, j'ai été surpris.

Il s'est avancé vers nous, qui étions devant la grille. Et là, je me suis rendu compte que son tee-shirt était plein de sang. Il en avait également sur le visage. Quelqu'un lui a demandé ce qui lui arrivait. Il a répondu qu'il venait d'y avoir un accident en bas de la rue du collège. J'ai tout de suite pensé à Christopher.

Alors, avec mon corps de grand sportif, je me suis mis à courir. Je pense n'avoir jamais couru aussi vite qu'à ce moment. J'arrive sur place, et je vois l'accident. Christopher est à terre, dans une mare de sang.

Les soins commencent. Une surveillante du collège est penchée sur Christopher. Je crois qu'elle lui fait un massage cardiaque. C'est la première fois que je vois ça, alors je suis plutôt choqué.

Ensuite, les secours arrivent et prennent le relais de la surveillante. Très vite, on nous demande d'évacuer les lieux, parce que ce n'est pas une scène terrible à regarder. Je ne veux pas partir, je veux me rendre disponible pour quoi que ce soit. Mais l'insistance des secouristes me pousse à remonter au collège, avec des images terribles plein la tête.

À mon arrivée au collège, Dorian est là. Il me demande ce qu'il se passe. Je n'ose évidemment pas le lui dire. Quelqu'un d'autre s'en charge à ma place et il s'effondre. Je reste avec lui pour le soutenir, malgré le fait que je suis moi-même inconsolable. C'est son frère, alors je me dis que ma tristesse et ma peur ne peuvent pas être plus importantes que les siennes. »

Laurie, la femme qui m'a sauvé la vie

« L'accident est arrivé en octobre. J'étais toute nouvelle dans l'établissement en tant qu'assistante de vie scolaire, car j'étais arrivée à la rentrée de septembre.

Ce midi-là, j'étais de surveillance et je ne connaissais pas beaucoup les élèves. Je me trouvais dans la cour quand un élève de troisième est arrivé en boitant. Il a dit :

— Christopher est mort. Vite, on a eu un accident.

Je n'ai pas réalisé ce que ces mots signifiaient. Il m'a fait signe que ça s'était passé en bas de la rue, près du collège, alors je suis partie dans cette direction.

J'ai couru sans réfléchir. Puis j'ai aperçu un rassemblement, du monde. Beaucoup de gens sans voix ou tétanisés. Ils semblaient tous sous le choc. Et là, j'ai vu un adolescent par terre, gisant dans une mare de sang. C'était très impressionnant et je comprends que certaines personnes aient été trop choquées pour réagir. Moi-même, je suis de nature plutôt anxieuse, mais là, j'étais comme dans un autre mode. J'avais passé tous mes diplômes de secourisme, alors je me suis approchée sans hésitation.

Un homme était penché sur Christopher. J'ai dit à ce monsieur que j'allais prendre le relais et je lui ai ordonné d'appeler le SAMU. Puis j'ai positionné mes mains sur le cou de la victime, d'où le sang coulait en permanence. J'ai effectué un point de compression, tout en m'adressant à Christopher pour qu'il reste conscient.

L'homme était en ligne pendant que je maintenais l'adolescent en vie. Je pouvais sentir toute la circulation sanguine passer entre mes mains. Christopher avait déjà perdu beaucoup de sang. Les gens autour de moi me disaient qu'il mourait. Je ne voulais pas les écouter. C'était très dur de sentir que cette vie risquait de partir à tout moment, mais je tenais.

Je lui ai parlé sans cesse. Je sentais son souffle et sa respiration ralentir de plus en plus. J'ai compris que son corps était en mode survie : il concentrait naturellement tout son sang dans les organes vitaux. Il fallait qu'il s'accroche et que je continue.

Les secours ont mis un temps fou à venir du CHU de Caen. C'était interminable ! Le monsieur et moi attendions qu'ils arrivent enfin. Nous nous sommes relayés pour maintenir le point de compression. Lorsque je ne le faisais pas, je tenais la main de Christopher et je lui parlais tout le temps, en lui demandant de me serrer la main.

Au moment où le SAMU est enfin arrivé, c'est moi qui faisais le point de compression. Les urgentistes nous ont posé des questions sur l'identité de la victime, et depuis combien de temps nous étions là. Nous avons estimé que ça faisait au moins trente minutes.

Au début, ils m'ont demandé de maintenir ce que je faisais. Puis ils ont pris le relais et ils ont emmené Christopher très vite ensuite. C'était une urgence absolue.

Je suis remontée au collège. Et là, j'ai commencé à réaliser ce qu'il s'était passé. Les élèves étaient regroupés et semblaient stressés. La principale m'a dit d'aller me nettoyer. Je n'avais même pas vu que j'étais couverte de sang. Puis on m'a demandé d'aller parler aux élèves et de leur expliquer la situation. Ensuite, on m'a dit de rentrer chez moi. J'étais choquée. Je tremblais de partout.

Lorsque je suis arrivée chez moi, j'ai tout de suite appelé les urgences. Là, j'ai su que je pouvais avoir des nouvelles de Christopher, car sa mère m'avait citée parmi les personnes de confiance. J'étais même autorisée à aller lui rendre visite.

J'ai pu le faire dans les jours qui ont suivi. C'était très émouvant de croiser la famille de Christopher et de voir qu'il était en vie et qu'il respirait. Bien sûr, sa vie ne serait jamais plus comme avant. Mais comme le disaient sa mère et sa sœur : « Il est là ! ».

Cette journée du 22 octobre 2009 est gravée à vie dans ma mémoire. Depuis quinze ans, Christopher m'envoie régulièrement des messages ou c'est moi qui prends de ses nouvelles. Je suis heureuse de m'être trouvée à cet endroit, à ce moment-là, pour sauver son âme.

Je penserai toujours à lui. »

Fleuriane, ma petite sœur

« J'avais neuf ans. Je me rappelle avoir aperçu Christopher, dix minutes avant le drame, qui allait en direction de la place du marché avec un casque jaune à son bras gauche.

Quand je suis sortie de classe, en fin de journée, mon frère Dorian est venu me chercher. Le directeur de l'école nous a dit que nous ne pouvions pas rentrer tout de suite chez nous. Nous sommes allés chez Tata, qui nous gardait souvent quand nos parents avaient un imprévu.

Le soir, ma mère nous a appelés pour nous annoncer que Christopher avait eu un accident grave. Je revois mon frère qui pleurait. Moi, je n'ai pas versé une larme, car je ne me rendais pas compte de la gravité de la situation. »

Romuald, mon père

« Je suis routier. Pour me joindre quand je suis sur les routes, c'est assez compliqué. C'est une amie de la famille qui m'a appelé pour m'annoncer que Christopher avait eu un accident. Elle a tenté de me rassurer :

— Rien de grave, il ne faut pas s'inquiéter.

Peu de temps après, j'ai reçu un autre appel. C'était Mémère, la grand-mère maternelle de Christopher. Elle m'a dit que qu'il était à l'hôpital, sur la table d'opération, et elle a raccroché.

Je suis arrivé vers 18 h au CHU de Caen. Ma femme était en pleurs, bouleversée, anéantie. Elle ne cessait pas de dire : « Je n'en voulais pas, de cette 50 ! », en parlant de la moto. Plus elle le répétait, plus je me sentais coupable de la situation... Après tout, c'est moi qui avait insisté pour lui offrir la 50 comme cadeau d'anniversaire. Et maintenant, Christopher était dans un lit d'hôpital, entre la vie et la mort. »

Angélique, ma mère

« Les premiers jours après l'accident, je me souviens que nous avions peur de rentrer à la maison, parce qu'il y avait des bouquets de fleurs devant la porte. Les gens faisaient circuler des rumeurs, en disant que Christopher risquait de décéder, qu'il avait eu la tête arrachée, qu'il avait perdu une main... J'ai entendu des horreurs, qui m'ont bouleversée.

Une fois, j'ai surpris une conversation entre trois personnes âgées. Elles donnaient leur avis sur l'accident, sans rien savoir de notre situation. Ces commérages m'ont agacée. Je bouillais intérieurement, mais je n'ai pas osé intervenir. J'aurais dû leur dire que mon fils était à l'hôpital et que son histoire ne les concernait pas. »

Benjamin, mon ami d'enfance

« La suite, j'ai un peu de mal à m'en souvenir. Une fois le choc descendu, j'étais moins en stress, donc les souvenirs se sont dissipés. Je sais que, les jours d'après, je me suis rendu chez Christopher pour avoir des nouvelles.

Puis, ses parents m'ont emmené le voir au CHU. Les images étaient choquantes pour un ado comme moi : des tuyaux partout, le bruit des machines, le décor digne d'un film. Angélique et Romuald m'ont demandé si je voulais passer un moment seul avec leur fils, ce que j'ai commencé par refuser. Cette chambre, cet environnement... Tout me semblait plutôt glauque et je voulais fuir cette chambre d'hôpital. J'avais l'impression que mon ami n'était pas là, tout simplement.

L'idée de ne pas pouvoir l'entendre me répondre si je lui parlais me mettait mal à l'aise. Mais Angélique m'a dit qu'il m'entendait. Alors j'ai accepté de passer un moment seul avec lui. Pendant ces minutes interminables, j'avais l'impression de ne parler à personne. Je l'ai fait quand même, avec le peu de mots que je trouvais, par amitié pour Christopher. »

Une lettre écrite le soir de l'accident

« Christopher...

Tu ne me connais pas, ou alors seulement de vue. Tu sais, je suis Inès*, la grande à tresse qui traîne avec Lola*.

On est encore le 22 octobre et il est 21h07. Il paraît qu'à cette heure-là, tu es dans un coma forcé et anti-douleur pour qu'ils puissent te réopérer. De quoi ? Je ne sais pas.

J'ai vu Baptiste* lorsqu'il est arrivé à la grille, le visage tuméfié et le genou *destroy*. Qui conduisait ? Que s'est-il passé ? Je ne sais pas. Peut-être le saura-t-on demain. Peut-être jamais, si tu ne te réveilles pas.

D'ailleurs, j'y viens. Tu ne peux pas laisser tomber. Y'a plein de gens qui t'attendent. Je ne compte même plus tous les visages en larmes que j'ai vus aujourd'hui. Tous les visages désemparés de ceux qui tentaient de consoler ceux qui pleuraient. Et tous les visages égarés de ceux qui ne savaient plus quoi faire.

J'espère que tu vas t'en sortir. Indemne. Je ne sais pas si c'est la faute à pas de chance, à la voiture ou à Baptiste*, mais un accident (parce que personne n'a voulu ça) ne mérite pas de gâcher une vie.

Et s'il mourait ?
Et s'il ne pouvait plus jamais marcher ?
Et s'il devenait un légume ?
Et s'il finissait paralysé ?
Et s'il boitait à vie ?
Et s'il avait d'autres cicatrices ?

On s'est tous posé trente-six mille questions pessimistes. On a élaboré mille plans de soutien (rendre copie blanche au DS de maths, ne pas courir au cross demain, ne pas manger, ne pas...).

Moi, j'écris. Parce que j'aime ça, ça me soulage et ça te permet de savoir que tu n'es pas tout seul. Derrière moi, nous sommes tous là. Je ne te connais pas vraiment, mais je suis touchée par ce qu'il t'arrive et j'ai mal pour toi, en espérant que ça diminuera ta souffrance. J'espère vraiment que tu nous reviendras vite et indemne. On t'attend, tu sais ?

Reviens vite.

Courage,

Inès* (et tous ceux qui t'aiment et t'attendent) »

3. La vie d'avant

Numéro 13

Petit, j'étais un enfant joyeux et blagueur. J'aimais jouer et faire des bêtises avec mon petit frère Dorian. Nous avons trois ans d'écart, mais nous nous entendons comme des jumeaux. Trois ans après la naissance de Dorian, nous avons eu une petite sœur, Fleuriane.

Je ne tenais pas en place. Dès l'âge de trois ans, j'ai commencé à « fuguer » : je passais par la fenêtre pour aller voir ma grand-mère qui habitait alors à deux minutes de chez nous.

Ma mère aurait beaucoup d'anecdotes à raconter, comme la fois où j'ai vidé tous les paquets de couches dans la baignoire – j'avais deux ans et demi – ou le lit qui s'est cassé en deux pendant une séance de catch avec mon frère.

Parfois, mon père me punissait, car je n'avais pas fini mon repas. Il m'envoyait alors manger tout seul dans l'escalier du sous-sol. Mais comme le chien était dehors, je lui apportais mon assiette… et c'est lui qui mangeait tout. Après, il m'arrivait de lui brosser les dents, avec ma propre brosse à dents.

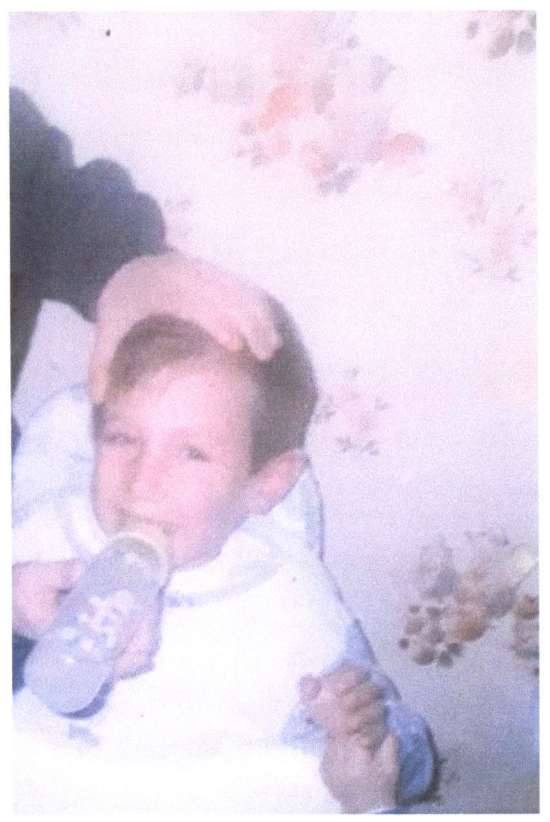

J'étais un enfant souriant, mais hyperactif...

Pour canaliser mon énergie, mes parents m'ont inscrit au foot à quatre ans. J'ai choisi le maillot 13, mon numéro porte-bonheur. J'adorais le foot ! Quand je n'allais pas aux entraînements, je jouais avec mes copains, sur le terrain proche de la maison.

Et puis, il y avait la moto, bien sûr. Notre père aimait nous emmener quand il partait en balade. Nous voulions tous les trois monter derrière lui. Alors c'était chacun son tour. Nous allions aussi le voir quand il faisait des courses de mobylette. Il portait, lui aussi, le numéro 13.

Ce nombre est un peu comme un symbole pour toute la famille. Quand ma sœur est devenue maman, ma nièce est née à 13h13 !

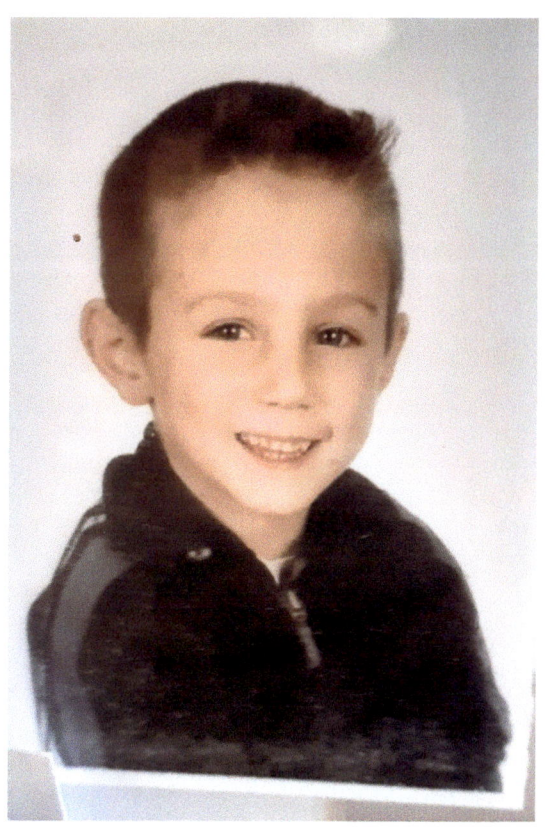

Avant la naissance de mon frère et de ma sœur

Frères et sœur

J'ai la chance d'avoir une famille très soudée.

Avec Dorian et Fleuriane, nous suivions le catch à la télé. Nous avions chacun notre joueur préféré. Le mien, c'était John Cena.

Puis notre père nous a fait découvrir *Dragon Ball Z*. Nous regardions toujours les épisodes ensemble, tous les trois. Je ne devrais peut-être pas le dire, mais j'aimais bien aussi voir *Princesse Sarah* avec ma sœur.

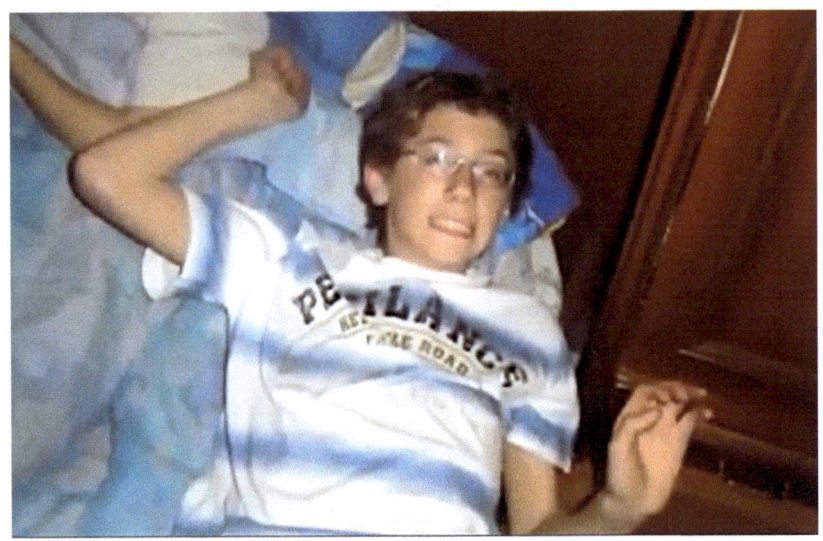

En plein jeu avec mon frère

Le week-end, nous faisions parfois du karting en famille, car nous aimions la vitesse. Nous partagions cette passion tous ensemble.

Dorian et moi, nous étions très actifs. Un dimanche matin, nous nous sommes levés tôt. Tout le monde dormait. Comme nous ne savions pas quoi faire, nous avons commencé à jouer au ballon dans le sous-sol. C'était amusant de taper contre la chaudière, car elle faisait un bruit énorme, qui résonnait dans toute la maison. Papa n'a pas apprécié d'être ainsi réveillé. Il nous a dit d'arrêter, mais nous n'avons pas obéi. Alors il est descendu avec un couteau et il a crevé notre ballon !

Cadeaux de Noël et poisson volant

Notre père joue de la guitare électrique, et acoustique aussi, parfois. J'aimais bien l'écouter et j'avais envie de faire comme lui. Alors, une année, j'ai demandé une guitare pour Noël. Je voulais apprendre AC/DC et, plus précisément, *Thunderstruck*. J'ai encore cette guitare, mais je ne peux plus en jouer, maintenant.

En décembre, j'étais toujours curieux et impatient de découvrir mes cadeaux. Parfois, je trichais un peu : je déchirais un petit coin du papier pour savoir ce qui se cachait en-dessous. C'est ainsi que j'ai découvert une fois que j'allais recevoir un coffret Monaco. Il contenait des livres sur mon équipe de foot favorite !

TÉMOIGNAGE

Romuald, mon père

Quand il était petit, Christopher ne tenait pas en place. Il fallait sans cesse le surveiller car il touchait à tout. Parfois, c'était assez drôle !

Je me souviens de notre visite dans une animalerie. Nous regardions les aquariums quand, tout à coup, nous avons entendu Christopher crier. Le temps de nous retourner, nous avons vu un poisson voler dans le magasin ! Notre bonhomme pleurait et secouait son doigt, étonné d'avoir été chiqué.

Quand il avait six ans, Dorian en avait trois. Nous habitions dans un immeuble, au deuxième étage. Les deux frères s'étaient enfermés dans leur chambre et ils ne retrouvaient plus la clé. Nous avons été obligés d'appeler les pompiers, qui sont venus avec la grande échelle. En passant par la fenêtre, ils ont pu les libérer.

Lors des visites au zoo, notre grand farceur aimait aller voir les lamas et les embêter, jusqu'à ce qu'ils lui crachent dessus !

Des anecdotes sur Christopher, nous en avons tous à raconter, dans la famille. Il s'est pris des portes automatiques aussi, ou des poteaux.

Parfois, ça se termine aux urgences, comme le jour où il s'est ouvert l'arcade sourcillière, quelques années après son accident. L'interne est venu voir ma femme, blanc comme un linge. Et il lui a dit :

— Votre fils n'a plus de cerveau !

Ma femme a rigolé devant son air paniqué. Elle était soulagée qu'il ne lui annonce pas quelque chose de grave. Il n'avait pas lu le dossier médical...

On essaie toujours de prendre les choses de façon positive. Et ce qui est sûr, c'est qu'on ne s'ennuie jamais, avec Christopher !

Un adolescent « populaire »

J'ai une amie d'enfance, Maëlle*. Nous avons grandi ensemble et, à l'adolescence, elle est devenue ma copine. Malheureusement, notre relation s'est terminée un an et demi après l'accident, quand elle m'a quitté. J'aurais aimé rester avec elle, mais je ne lui en veux pas. Nous sommes toujours en contact. Maëlle* ne m'a jamais lâché.

Comme nous n'étions pas dans le même collège, j'avoue qu'il m'arrivait de draguer les filles de ma classe. Je faisais aussi des rencontres sur Internet. Sur le moment, je trouvais flatteur de plaire aux filles.

Aujourd'hui, je ne suis pas fier de mon attitude de l'époque. J'aurais dû me rendre compte de la chance que j'avais d'être avec Maëlle*.

En classe, les profs me connaissaient bien, car je faisais souvent le clown. Je balançais des commentaires marrants, des remarques drôles, pour amuser mes copains et tous les autres élèves.

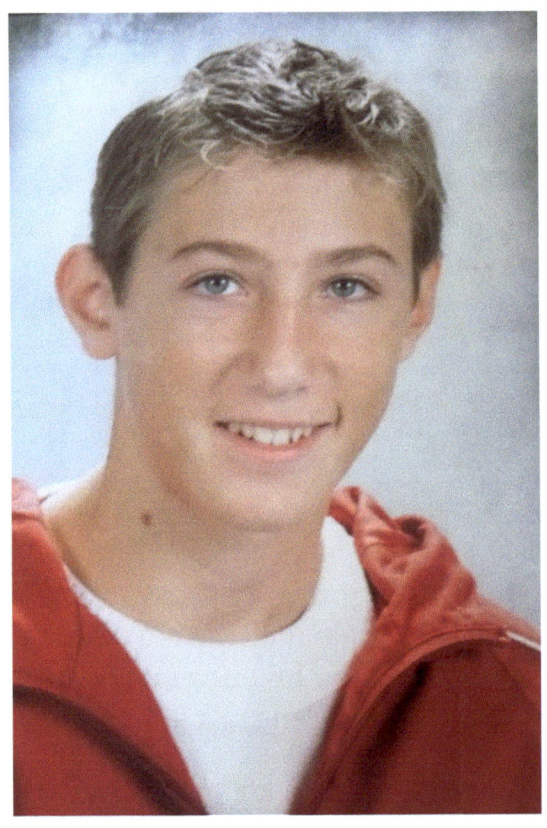

J'étais beau, n'est-ce pas ?

Avec mes potes, nous faisions les quatre cents coups : des jeux de mains et de poings comme les aiment les collégiens, ou des lancers de boulettes avec une sarbacane. Une fois, je leur ai apporté des piments. Après les avoir mangés, ils avaient la bouche en feu. Ils ont dû quitter le cours chacun leur tour pour aller aux toilettes !

Avec Paul*, mon meilleur pote, nous étions ensemble depuis l'école maternelle. Nous avons fumé des cigarettes en cachette.

J'avais aussi un autre copain, Rémi, qui était un ami d'enfance. Nos mères étaient très proches car leurs enfants avaient presque les mêmes âges. Avant d'avoir ma moto, c'était la mère de Rémi qui m'emmenait souvent au collège le matin.

Je n'étais pas un élève très sérieux, mais j'aimais beaucoup le sport : basket, badminton, gym... J'avais toujours de bonnes notes.

Une fois, j'ai eu la meilleure note du collège pour un travail en arts plastiques. Je ne me souviens plus de ce que j'avais créé, mais mes parents étaient très fiers de moi !

Un cactus vivant ?

Avec Benjamin, Rémi, Paul* et d'autres, nous étions une petite bande de potes plutôt soudée. Toujours prêts à jouer au foot ensemble ou à nous retrouver pour des sorties.

Parfois, nos jeux tournaient mal. Un jour, nous nous sommes amusés à sauter de toit en toit. Sur un bâtiment qui était assez bas, j'ai glissé et j'ai atterri dans les ronces juste en dessous. Quand je suis revenu à la maison, j'étais couvert d'épines. Ma mère me les a enlevées à la pince à épiler. Je me souviens bien de ce moment « piquant ».

Une autre fois, nous avons fait une bataille de boules de neige. Benjamin a visé une voiture. La conductrice s'est arrêtée pour le disputer :

— Ça ne va pas, non ? Imaginez qu'il y ait un caillou !

Et là, mon père, qui jouait avec nous, lui a balancé une autre boule. La dame n'en revenait pas, mais elle n'a pas osé lui faire de reproche. Elle est repartie très énervée. Papa n'est pas le dernier à s'amuser comme un gamin, même encore aujourd'hui !

Ma plus grosse « bêtise »

Pour faire le malin, j'ai décidé de découvrir ce que ça faisait de voler. C'était en primaire. À la demande d'un de mes copains, je suis allé au bureau de tabac et j'ai profité d'un moment où personne ne regardait pour piquer des bonbons. Arrivé dans la cour de récréation, j'ai tout donné à mes potes, sans même garder un seul bonbon pour moi. Ensuite, le garçon qui m'avait lancé ce défi idiot a tout raconté à sa mère, qui est allée voir la mienne.

Quand elle l'a appris, ma mère était en colère contre moi. C'était la première fois que j'étais malhonnête. Pour me dissuader de recommencer, elle m'a emmené directement chez les gendarmes. Ils m'ont montré les cellules où ils enferment les personnes en garde à vue. Et ils m'ont dit que c'est ce qui m'attendait si je recommençais. J'ai bien compris la leçon.

TÉMOIGNAGE

Angélique, ma mère

Ce jour-là, quand je suis arrivée devant le portail de l'école, la mère d'un copain de Christopher est venue me voir. Elle m'a annoncé qu'il avait volé des bonbons pour les donner à son fils.

J'ai été assommée par cette nouvelle ! Je ne savais pas comment Christopher avait pu oser faire ça, mais une chose était certaine : il était hors de question qu'il recommence.

Je l'ai récupéré à l'école, avec son frère et sa sœur. Et je lui ai dit :

— On va à la gendarmerie !

Christopher a essayé de se défendre :

— Mais c'est lui qui m'a demandé de les voler !

Je ne voulais rien entendre. Aucune explication ne pouvait excuser ce qu'il avait fait. Nous avons marché très vite car j'étais très énervée.

À la gendarmerie, j'ai expliqué ce que Christopher avait fait. Les gendarmes lui ont fait une leçon de morale et l'ont emmené visiter les cellules. Je me souviens que Fleuriane avait peur dans cet endroit inconnu, avec tous ces uniformes. Elle se réfugiait « dans mes jupes », comme on dit. Je pense que les gendarmes ont été efficaces, car Christopher n'a jamais rien volé d'autre.

4. Un combat pour survivre

État des lieux

Revenons à mon accident. Comme je l'ai dit, après l'impact, mon corps est passé par-dessus la voiture. Malgré cette chute impressionnante, je n'ai eu qu'une seule fracture. Mon principal traumatisme, ce fut la section de l'artère carotide. Je me suis vidé de mon sang, ce qui a eu des conséquences irréversibles.

Après avoir survécu au transfert en ambulance, j'ai été emmené en salle d'opération, où j'ai été transfusé pour retrouver un volume sanguin normal. Mais mon cerveau avait déjà trop souffert. N'étant plus irrigué du côté gauche, il s'est atrophié par manque d'oxygène. Les médecins ont essayé de sauver cet hémisphère cérébral, mais ils n'ont pas réussi. Dans les jours qui ont suivi l'accident, ils m'ont posé une plaque dans le crâne.

Aujourd'hui, il me manque 80 % de mon cerveau gauche. La conséquence directe est une hémiplégie du côté opposé du corps. Ainsi, tout mon côté droit est paralysé. J'ai également des difficultés pour parler car je souffre d'aphasie : ma bouche ne parvient plus à articuler les sons. J'ai également une moins bonne vision du côté gauche.

Quand je suis sorti de la salle d'opération, l'équipe médicale ne savait pas si j'allais survivre. Mon état était très critique. J'étais dans le coma et il était peu probable que je me réveille.

Le coma

Mes parents étaient très inquiets. Chaque jour, ils guettaient un signe. Ils essayaient de ne pas perdre espoir, mais c'était très difficile, comme ils me l'ont raconté après. J'avais des tuyaux partout et des machines tout autour de moi. Neuf machines, paraît-il.

Ma mère passait tout son temps auprès de mon lit, pour ne pas me laisser seul. La nuit, elle restait dormir dans ma chambre. Quand mon père était là, ils dormaient tous les deux dans la voiture, sur le parking de l'hôpital, pour être à côté de moi dès l'ouverture du service de réanimation pédiatrique.

Je suis resté dans le coma du 22 octobre, jour de l'accident, jusqu'à mi-décembre.

La première fois que j'ai ouvert les yeux, j'ai eu très peur. Il faisait noir. J'étais sur le dos et je ne pouvais pas bouger. La moitié de mon corps semblait avoir disparu, car je ne la sentais plus. J'ai paniqué. J'ai pensé : « Où est-ce que je suis ? Qu'est-ce qui se passe ? »

J'ai voulu prendre une grande respiration pour me calmer, mais il y avait un masque sur mon visage, qui me donnait l'impression d'étouffer.

Mes oreilles ont perçu des bruits réguliers. Bip-bip. Bip-bip. Puis j'ai vu des lumières, des leds rouges, vertes, bleues. Une pendule en face de moi m'a indiqué qu'il était une heure du matin. Et j'ai sombré à nouveau dans le sommeil.

Je crois que j'ai eu d'autres micro-éveils, toujours à des moments où j'étais seul. Les derniers jours, ma mère sentait que j'étais en train de me réveiller. Plusieurs fois, elle l'a dit aux médecins, mais ils lui ont répondu que c'était les nerfs.

Et puis, le grand moment est arrivé. J'ai ouvert les yeux. Il faisait jour, et Maman était là ! J'ai vu une autre dame : ma tante. Et je les ai entendues crier de joie toutes les deux.

Un médecin a confirmé que j'étais en phase d'éveil. Il a expliqué à mes parents que cette phase dure plusieurs mois, pendant lesquels le patient retrouve peu à peu la perception de son corps. Il faut du temps pour reconnaître les proches ou parvenir à bouger.

La bataille n'est pas gagnée

J'ai peu de souvenirs de ces journées à l'hôpital. Quand j'étais réveillé, je ne souffrais pas. La douleur était bien contrôlée par le traitement qui passait dans mes veines grâce à la perfusion.

De temps en temps, j'ouvrais les yeux quelques minutes. Mais j'étais si fatigué et tellement shooté par les médicaments que je ne pouvais pas rester éveillé très longtemps. Mon corps me semblait très lourd, impossible à bouger. J'étais vraiment « cloué au lit », au sens propre. Du côté droit, je sentais que le sang passait difficilement. C'était comme des fourmillements.

Au début, je n'avais aucun souvenir de l'accident. Il a fallu des semaines pour que, petit à petit, les morceaux du puzzle se recollent et que je comprenne ce qui s'était passé.

> **TÉMOIGNAGE**
>
> **Angélique, ma mère**
>
> Après quelques jours de coma, j'ai vu Christopher faire des mouvements. Mais quand j'en parlais aux médecins, ils me disaient que c'était les nerfs, que ce n'était pas encore la sortie du coma. C'était terrible d'entendre ça ! Chaque jour, j'espérais que mon fils allait ouvrir les yeux.
>
> Christopher était branché de partout. Le bruit des machines m'a traumatisée. Aujourd'hui encore, quand nous allons à l'hôpital pour des contrôles, je ne supporte pas de les entendre.
>
> Je dormais dans sa chambre ou sur le parking de l'hôpital, dans la voiture, avec mon mari. Nous ne voulions pas repartir car, chaque fois qu'on s'éloignait, il se passait quelque chose.

Je n'oublierai jamais ce moment où nous venions de descendre dans le hall. Mon téléphone a sonné et j'ai entendu ces mots terribles :

— Venez vite, votre fils fait un arrêt cardiaque.

Nous sommes remontés à l'étage et j'ai vu Madame V., la responsable du service, sortir de la chambre de Christopher, en pleurs. Je suis devenue blanche. Elle nous a dit :

— Rassurez-vous, on vient de le sauver.

Ces semaines ont été les plus difficiles de ma vie. Je vivais dans l'angoisse qu'on m'annonce une mauvaise nouvelle, une aggravation de l'état de Christopher, ou pire, son décès.

Jusqu'au jour de sa sortie de l'hôpital, il y a eu des difficultés. Nous vivions tous sous tension : mon mari, Fleuriane, Dorian et moi. Ainsi que nos proches. C'est un stress inimaginable, difficile à décrire, une galère sans nom, que je ne souhaite à personne. Le temps est arrêté. Plus rien ne compte.

J'ai mis ma vie entre parenthèses pour rester près de mon fils. Mon activité de nourrice a été stoppée net. Les parents des enfants que je gardais ont compris et accepté la situation. Nous avons abandonné tous nos projets, comme l'achat du terrain sur lequel nous voulions faire construire une maison.

J'ai du mal à parler de cette période.

> Ce sont des souvenirs douloureux, un stress permanent. On alterne sans cesse entre la peur et l'espoir. Pour une maman, voir son enfant souffrir est un supplice.
>
> Les progrès étaient très lents. Il avait mal. Il était grognon. Il se décourageait. Il a dû subir les piqûres contre la phlébite et l'alimentation par sonde gastrique.
>
> Le jour où Christopher a été complètement débranché, j'ai ressenti un soulagement. J'ai cru qu'il était enfin hors de danger. Mais non ! Quelques jours plus tard, il y a eu la péritonite, qui a failli le tuer.
>
> Ensuite, il est arrivé au centre de rééducation et nous avons pu nous poser un peu. Enfin ! Il a trouvé ses repères et il a recommencé à faire l'idiot. Il s'est fait des amis. C'était rassurant de le voir rire et s'amuser.
>
> Depuis quinze ans, ça n'arrête pas. Sans cesse des hauts et des bas. Des montagnes russes émotionnelles.
>
> Vivre avec le handicap est très difficile. La vie de Christopher est fragile et j'ai toujours peur pour lui.

J'ai fait un arrêt cardiaque de treize minutes.

Je me souviens être monté au ciel. Là-haut, j'ai vu ma grand-mère paternelle, que je n'avais jamais rencontrée.

J'ai également croisé Antoine*, un garçon décédé trois ans auparavant. Nous étions tous les deux en sixième et il avait fait un AVC pendant le cross du collège.

Puis j'ai vu Jésus sur la croix, qui m'a dit :

— Non, tu redescends.

Tout était blanc et joli.

Je sais que ces expériences sont difficiles à croire. Mais c'est ce que j'ai vécu.

Un patient très actif

Pendant tout mon séjour à l'hôpital, j'étais dans le service de réanimation et soins intensifs pédiatriques. Et je n'étais pas toujours sage…

J'ai un peu honte de l'avouer, mais le premier geste que j'ai réussi à faire, allongé dans mon lit d'hôpital, c'est… un doigt d'honneur. Je l'ai adressé à la nouvelle élève infirmière qui était dans ma chambre à ce moment-là. Choquée, elle a appelé sa supérieure, qui a juste… éclaté de rire ! Comme celle-ci s'occupait de moi régulièrement, elle m'aimait bien et elle commençait à connaître mon caractère blagueur.

Même si j'étais alité, je m'amusais souvent à débrancher les machines, en particulier le moniteur cardiaque. Le trait devenait tout plat, comme si j'étais mort. Au début, les infirmières arrivaient dans la chambre en courant et découvraient avec soulagement que j'allais bien. Ensuite, elles ont compris que je voulais juste les embêter. Elles m'ont expliqué que ce n'était pas un jeu. Et j'ai fini par arrêter.

La sonde gastrique

Pendant le coma, j'étais nourri par perfusion. Puis on m'a posé une sonde de gastrostomie. Cette intervention consiste à créer une ouverture dans l'abdomen et à poser un dispositif, qui permet ensuite d'apporter directement dans l'estomac tout ce qu'il faut pour vivre : la nutrition, l'eau et les médicaments.

C'est une opération plutôt simple, mais elle a failli me tuer. Les médecins ont pratiqué une ouverture trop grande. La sonde était mal posée, mais ils s'en sont rendu compte trop tard.

Ce jour de janvier 2010, je devais rejoindre le centre de rééducation de La Ferté-Macé. Juste avant de quitter l'hôpital de Caen, j'ai eu très mal au ventre. Je ne pouvais pas parler, mais j'ai réussi à faire comprendre à mon entourage et au personnel soignant que la douleur était insupportable.

Heureusement, j'ai été pris en charge à temps : je faisais une péritonite. Ce mot est souvent associé à l'appendicite. Dans mon cas, le problème ne venait pas de mon appendice, mais de la sonde gastrique mal posée. La solution nutritive se déversait dans mon abdomen, au lieu d'aller dans mon estomac. L'inflammation commençait à envahir tout le péritoine. Si j'avais pris l'ambulance dans cet état, je serais probablement décédé pendant le trajet.

J'ai détesté cette sonde gastrique. Je l'arrachais souvent, parce qu'elle me gênait. En plus, la machine qui servait à faire passer la nourriture faisait beaucoup de bruit. La nuit, c'était infernal !

Mais le pire que j'ai connu, c'est le goutte-à-goutte de la perfusion juste après mon réveil du coma. Jamais je n'oublierai ce petit bruit régulier : ploc-ploc-ploc. Je l'entendais tout le temps, juste à côté de mon oreille. Impossible de bouger. J'étais allongé là, les yeux grands ouverts, à écouter ces gouttes qui n'arrêtaient pas de tomber à intervalle régulier. Ploc-ploc-ploc. Je ne pouvais pas les arrêter ou me boucher les oreilles. Une vraie torture !

Pour en revenir à la sonde, les médecins m'avaient prescrit un traitement contre l'épilepsie, qu'il fallait aussi faire passer directement dans mon estomac. Ma mère s'en souvient bien, car c'était très difficile.

Mais j'ai eu de la chance : grâce à ce traitement, je n'ai jamais fait aucune crise. En revanche, depuis l'accident, je souffre du mal des transports. Je dois toujours monter à l'avant quand nous prenons la voiture en famille. En plus, j'ai peur des nausées car je ne sais plus vomir. Mon corps n'en est plus capable.

Les visites de mes proches

Comme je l'ai dit, ma mère venait me voir chaque jour. Quand elle n'utilisait pas la voiture, elle devait prendre le train de Saint-Pierre-sur-Dives à Caen, puis le tram jusqu'au CHU.

Un matin d'hiver, alors qu'elle venait me rendre visite avec Dorian, ce trajet est devenu une véritable expédition. Il s'est mis à neiger sur Caen et le tram a cessé de circuler. Ma mère et mon frère de douze ans se sont retrouvés bloqués à la gare. Ils n'avaient pas d'autre choix que de traverser la ville à pied pour atteindre le centre hospitalier.

Lorsqu'ils sont arrivés dans ma chambre, ils étaient gelés et épuisés par leur marche dans le froid. Et puis, Dorian était triste car, sur le chemin, il avait perdu son écharpe aux couleurs de son équipe de foot préférée, Marseille.

Ils sont restés avec moi aussi longtemps que possible. Mais la météo ne s'améliorait pas. On voyait la neige tomber par la fenêtre. Ils ont décidé de dormir à l'hôtel, après avoir acheté un téléphone de secours car celui de ma mère ne marchait plus. Le lendemain, le soleil était de retour et ils ont pu rentrer à la maison. Quelle aventure !

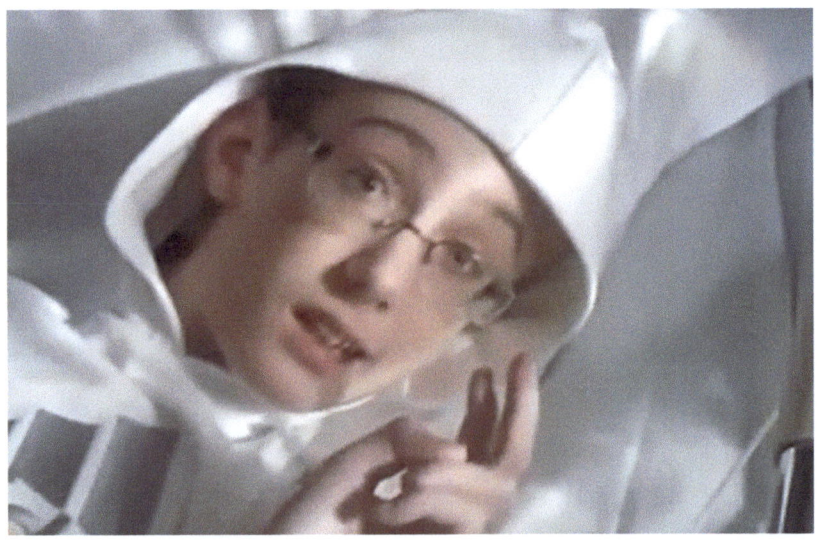

Un petit coucou de mon lit d'hôpital

Quand mes parents, mon frère et ma sœur sont venus fêter Noël dans ma chambre au CHU, ils m'ont offert un bel ordinateur noir. Ils m'ont expliqué que j'allais ainsi pouvoir « changer d'air », c'est-à-dire regarder des vidéos sur Internet.

Je dois reconnaître que les journées à l'hôpital étaient longues. Au début, j'étais toujours allongé dans mon lit. Ensuite, le personnel soignant a réussi à m'asseoir dans un fauteuil, mais je ne pouvais pas parler ni me lever. J'arrivais juste à me servir de mon bras gauche. Je bavais tout le temps, sans pouvoir m'en empêcher, ce qui était très désagréable. Mes repas étaient délivrés par la sonde gastrique, donc je n'avais même pas cette « distraction » trois fois par jour. Je m'ennuyais et je déprimais. C'était très dur d'être ainsi enfermé dans mon corps, sans pouvoir bouger.

Mes seuls moments agréables, c'était d'être câliné par Maman. Et d'avoir les visites de Papa, Dorian et Fleuriane. Mon frère jouait à la console et me montrait ses parties.

Du courrier et des cadeaux

Lors des visites, ma sœur me lisait le courrier que j'avais reçu. Beaucoup de gens s'inquiétaient pour moi et m'envoyaient leur soutien : mes amis, mes camarades de classe, ma famille…

Pendant l'écriture de ce livre, j'ai retrouvé tout ce que j'avais reçu. Au milieu des cartes et des lettres, il y a un *Numéro fétiche*, un jeu à gratter. Mon grand-père, qui savait que j'adorais acheter ce genre de tickets avant l'accident, avait eu la bonne idée de m'en apporter. Comme le numéro 13 n'existe pas dans ce jeu, je prenais toujours un 9. Pourquoi ? Tout simplement parce que je suis né en septembre.

Cloué dans mon lit d'hôpital, je n'ai pas pu participer au séjour linguistique qui était prévu depuis la rentrée scolaire. Ma classe est partie en Espagne. De là-bas, tous les élèves m'ont envoyé une carte et des petits mots. Au retour, ils m'ont apporté des cadeaux de Barcelone : une écharpe et une tasse, si je me souviens bien. Ils m'ont montré les photos de leur voyage. J'aurais aimé profiter de cette belle occasion d'aller découvrir un autre pays.

Lors d'une visite, Mum, ma grand-mère paternel, m'a offert un jouet en forme de perroquet, capable de répéter tout ce qu'il entendait. Quand j'ai compris comment il fonctionnait, j'ai eu une idée. J'ai fait sonner une des machines près de mon lit. Le jouet a enregistré cette sonnerie et je pouvais alors le faire sonner, encore et encore. Les infirmières n'ont pas apprécié cette petite blague, mais ma famille a bien rigolé.

Les joueurs de mon équipe de foot sont aussi venus me voir. Ils m'ont avoué qu'ils étaient soulagés de me savoir en vie, même si j'étais allongé sur un lit d'hôpital, incapable de parler. En effet, après l'accident, mes coéquipiers pensaient m'avoir perdu, car une personne était arrivée au stade en disant que je n'avais pas survécu au choc avec la voiture.

Lors du match suivant, à Mézidon-Canon, ils m'ont dit qu'ils avaient tous écrit *Christopher* au dos de leurs maillots, pour me rendre hommage. Tous, même les joueurs de l'équipe adverse.

Nous avons gagné la coupe. Ils me l'ont apportée à l'hôpital, pour décorer ma chambre. J'aimais bien la regarder, même si j'étais triste de ne plus pouvoir jouer au foot avec eux.

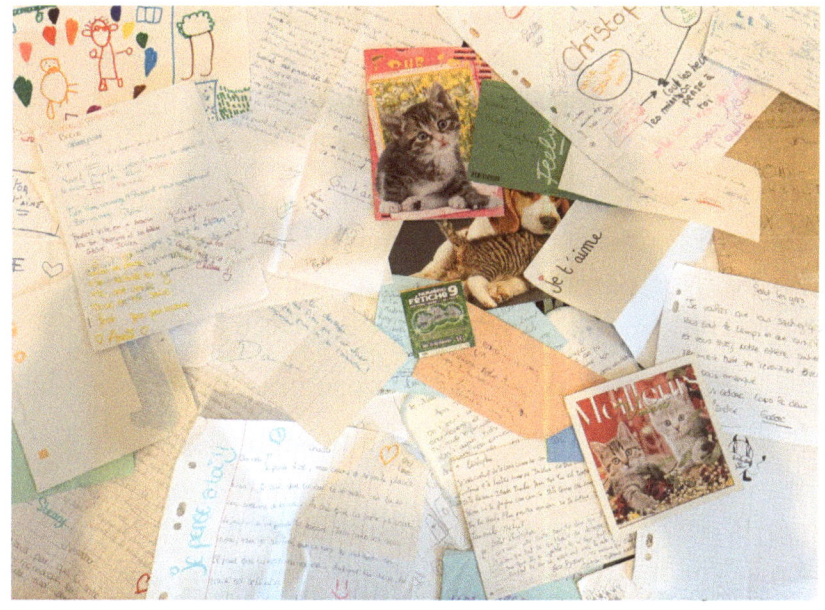

Petits mots, cartes, dessins... et un ticket de « Numéro fétiche »

MESSAGE REÇU EN SEPTEMBRE 2024

Mon Christo,

Notre amitié a commencé en primaire. Elle s'est accentuée à ton arrivée aux herbages, « le quartier » comme on l'appelait. Je revois nos petits foots à six : D., A. et toi, contre S., G. et moi. Et bien sûr, nos cabanes dans les bois.

Nous avons fait notre rentrée scolaire ensemble en troisième, avec cette prof principale magnifique, la prof d'anglais. Tu te souviens ?

Matin, midi et soir, on partait ensemble sur ta 50, avec un petit passage à la boulangerie pour se ravitailler en bonbons. Ou alors, on mangeait des piments en cours, mdr.

Un soir, nous avons passé plus d'une heure après les cours à essayer de redémarrer ta 50 dans Saint-Pierre. Nos parents étaient en panique de ne pas nous retrouver. Eh oui, pas de portable à cette époque !

Enfin, on a signé en U17 ensemble, cette année-là, pour ma première saison de foot.

Le jour de ton accident, pour une fois, on n'est pas partis ensemble, car je mangeais chez ma sœur le midi. En revenant devant le collège après le repas, j'ai vu Baptiste* arriver en boitant avec les larmes aux yeux, me demandant de l'aide pour toi.

J'ai tout de suite couru au collège pour demander aux pions de prévenir les pompiers et ils m'ont interdit de ressortir. Arrivé en classe, je me suis effondré. La prof, Mme Y., a cessé de faire cours.

Le lendemain, il y avait le cross du collège. Je ne voulais pas aller en cours, mais j'avais besoin de me bouger pour toi. J'ai eu l'idée d'acheter un tee-shirt blanc pour que toute la classe te le dédicace. Je l'ai porté pendant la course et je te l'ai offert par la suite, il me semble. Ce jour-là, tu étais dans le coma, mais tu as couru avec moi...

Le samedi, nous avions un match à Mézidon. On l'a gagné pour toi ! Sûrement mon meilleur match, d'ailleurs.

Je suis venu te voir à l'hôpital, quelques jours plus tard, avec ma mère et mon frère. Un vrai traumatisme pour moi de voir mon meilleur ami comme ça.

Et après plusieurs mois de combat, nous étions tous là pour t'accueillir chez toi, comme un héros !

Même si le temps nous a séparés, je tenais à te dire que je t'aime, mon pote.

Rémi

5. Une longue rééducation

Après un accident aussi grave, la rééducation dure plusieurs années. Je suis passé dans différents centres, au fur et à mesure que je progressais :

- La Ferté-Macé, du 12 janvier 2010 au 6 avril 2012 ;
- Saint-Lô, du 6 avril 2012 au 4 juillet 2018 ;
- Bayeux, qui a déménagé ensuite à Saint-Lô ;
- Hérouville-Saint-Clair.

Dans ce dernier centre, je faisais ma rééducation à la journée. J'y allais le matin et je rentrais chaque soir à la maison.

Pendant toutes ces années, j'ai fait des exercices de kinésithérapie et d'orthophonie. J'étais comme un enfant qui doit tout apprendre : manger seul, me laver, marcher, essayer de parler...

Le « chouchou »

Quand je suis arrivé à la Ferté-Macé, j'étais le préféré parce qu'ils n'avaient jamais eu un cas comme moi. Ma personnalité n'avait pas changé : comme au collège, j'étais le clown de service !

Je me suis attaché à un couple d'ambulanciers. Quelques mois auparavant, ils avaient perdu leur fils de quinze ans dans un accident de moto. Comme je lui ressemblais, ils se sont pris d'amitié pour moi. Ce sont eux qui me ramenaient à la maison le week-end. Dès que j'avais besoin, ils me conduisaient où il fallait. Ils m'ont même emmené une fois dans leur cabriolet personnel au lieu de prendre l'ambulance. Chut, il ne faut pas le dire !

En mon honneur, ils ont organisé une grande soirée avec une collecte de fonds, dans la salle des fêtes de Saint-Pierre-sur-Dives. Je me souviens d'y avoir participé en fauteuil roulant. Tous les commerçants de la commune sont venus, avec mes amis et ma famille.

Après mon accident, il y a eu un vrai mouvement de solidarité. L'opticien avait dit qu'il m'offrirait un chien guide, car l'équipe médicale craignait que je ne devienne aveugle. Finalement, j'ai conservé la vue… même si je vois moins bien de l'œil gauche. Dommage, j'aurais bien aimé avoir un chien.

Toujours bien entouré

Après être venue me voir chaque jour à l'hôpital, ma mère m'a accompagné à La Ferté-Macé. Elle est restée avec moi plusieurs jours, le temps que je m'habitue.

Nous nous souvenons parfaitement tous les deux de la première nuit. Dans une chambre à côté de la mienne, il y avait une personne qui s'amusait à imiter les fantômes.

Elle n'arrêtait pas de faire : « Hou-hou ! ». Les infirmières en avaient marre.

À un moment, nous les avons entendues se fâcher dans le couloir. J'ai regardé ma mère et nous nous sommes mis à rigoler tous les deux. Nous étions pliés en deux, les yeux trempés de larmes. Incapables de nous arrêter.

Cette belle crise de fou rire a duré vraiment très, très longtemps. C'était la première fois depuis l'accident que je riais d'aussi bon cœur. Maman était contente de me voir rigoler. Et puis, pour elle comme pour moi, les nerfs lâchaient, après des semaines d'hôpital et l'épisode stressant de la péritonite.

Ensuite, chaque week-end, mon père, mon frère et ma sœur venaient me voir. Ils dormaient dans la maison familiale à côté du centre de rééducation.

> **TÉMOIGNAGE**
>
> **Fleuriane, ma sœur**
>
> J'étais petite mais je me rappelle de la maison familiale, qui ressemblait à un gîte. Nous y allions tous les week-ends pour voir Christopher. Dans la grande salle, il y avait un distributeur, avec un très bon cappuccino vanille !
>
> Je jouais beaucoup avec des figurines Playmobil, à cette époque. J'avais demandé à mes parents de m'offrir un hôpital. Le personnage principal était en fauteuil roulant. Je lui avais mis un plâtre à la jambe

> droite pour montrer qu'il était hémiplégique. Tout ce qui arrivait à Christopher (opérations, rééducation, retour à la maison), mon Playmobil le vivait aussi. J'exprimais ainsi, par le jeu, ce que je ressentais.

Revenir enfin à la maison

Ce n'est qu'en avril 2010 que j'ai eu la permission d'aller passer un week-end à la maison.

Pour ce grand retour, mes parents ont organisé une petite fête. Je ne m'y attendais pas du tout. Quand on m'a descendu de l'ambulance, j'ai entendu un grand cri de joie. Et j'ai vu tous mes copains apparaître ! Ils étaient cachés là, derrière une voiture, prêts à bondir pour me faire une surprise. J'étais tellement contents de les voir ! J'avais peur qu'ils m'aient oublié.

Ils m'ont fait une haie d'honneur jusqu'à la maison. Je ne pouvais pas leur parler, mais j'étais là, avec eux.

Comme je ne marchais pas, les ambulanciers m'ont transféré dans un lit mécanisé qui était au rez-de-chaussée, dans la chambre de mes parents. Pour le moment, il m'était, bien sûr, impossible de retourner dans ma chambre à l'étage. Mais je n'avais pas dit mon dernier mot. J'allais me battre pour pouvoir le remonter un jour, cet escalier, comme avant. Et retourner dans ma chambre.

Quand le week-end s'est terminé, j'étais triste de repartir au centre de rééducation, mais déterminé à guérir et à faire des progrès pour en sortir définitivement.

> **TÉMOIGNAGE**
>
> **Benjamin, mon ami d'enfance**
>
> Je me souviens bien du retour à la maison, avec la surprise des copains présents ce jour-là.
>
> Christopher est là, enfin ! Je ne le reconnais pas. Il est amaigri, il bave, il ne parle pas, mais il est là.
>
> Je viens ensuite régulièrement le voir, discuter, manger avec sa famille, parfois. Je reste présent longtemps, pendant que d'autres s'éloignent.
>
> Mais je grandis, et je vis les soirées, les copains… tout ce que lui ne peut pas faire. Alors, bizarrement, je m'éloigne. Parce que j'ai malheureusement du mal à le voir comme ça, pendant que moi, je m'amuse. Je peux bouger comme je veux et pas lui. Alors je me sens coupable.
>
> Je prends de la distance. Pendant un certain temps, je vois beaucoup moins Christopher, voire plus du tout. Puis le contact reprend. Et je suis content de témoigner aujourd'hui pour raconter son histoire.

Une nouvelle vie

La vie en centre est devenu mon quotidien : les cours, la rééducation, la douleur, les soins, les progrès et le retour à la maison chaque week-end. Finalement, je me suis retrouvé en internat à quinze ans, sans le vouloir, loin de ma famille et de tout ce que j'aimais avant.

Heureusement, l'ambiance était bonne. Je me suis fait de nouveaux amis. Melvin* était un de mes meilleurs copains. Il était vraiment cool, toujours de bonne humeur.

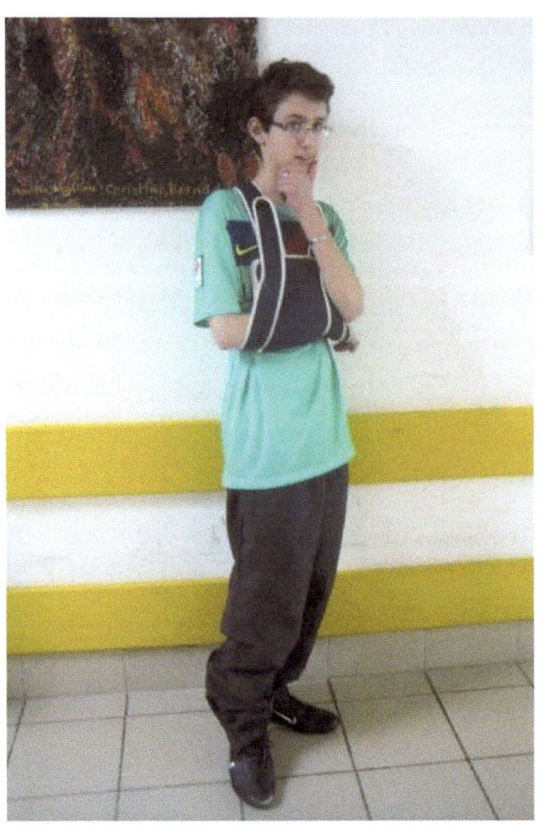

Dans le hall du centre de la Ferté-Macé

Manger normalement

Quand je suis arrivé au centre de la Ferté-Macé, j'étais nourri par sonde gastrique.

> **TÉMOIGNAGE**
>
> **Angélique, ma mère**
>
> L'alimentation par sonde était compliquée. Pour les week-ends à la maison, on recevait des grands sachets, qui arrivaient par cartons entiers. Tant qu'on ne connaît pas, c'est impossible d'imaginer ce que c'est.
>
> Il fallait aussi ajouter dans la sonde les cachets contre l'épilepsie. C'était coton pour réussir à tout faire passer sans soucis, en mettant juste la bonne quantité d'eau.

Ensuite, j'ai commencé à m'alimenter à nouveau par la bouche. Au début, on me donnait de la gelée avec des goûts bizarres. Le parfum « fraise » était dégoûtant.

Après, j'ai avalé des litres de purée et des dizaines de portions de *Vache qui rit* ! J'en rigole maintenant, mais reprendre de la nourriture solide a été difficile. Il fallait que je fasse très attention à ne pas faire de fausse route.

Quelques semaines plus tard, lors d'un week-end à la maison, j'ai dit à ma mère que je rêvais de manger un kebab. Elle a refusé. Mon père m'a fait un clin d'œil et il s'est arrangé pour exaucer mon vœu. J'ai savouré lentement ce délicieux repas.

TÉMOIGNAGE

Angélique, ma mère

Après avoir mangé des purées pendant plusieurs week-ends, Christopher a voulu prendre un kebab, avec l'accord du médecin. Je lui ai dit :

— Non, c'est trop tôt. On va y aller mollo, tu continues les purées.

Son père n'était pas de mon avis. Il voulait lui faire plaisir, alors il est allé chercher un kebab. Moi, j'ai quitté la pièce, parce que j'étais incapable de voir cette scène. J'avais trop peur que Christopher fasse une fausse route !

L'accident et les mois qui suivent, ce sont des peurs en continu. Même si mon fils évoluait, j'avais toujours peur.

Les quatre premiers week-ends que Christopher a passés à la maison ont été très angoissants. Dans la nuit, il faisait à chaque fois une crise impressionnante : il devenait tout blanc et ses yeux se retournaient. J'étais paniquée. J'avais peur qu'il meurt. Alors, j'appelais les pompiers, qui venaient le chercher et l'emmenaient à l'hôpital. Nous avons appris par la suite que ces crises étaient dues à de la constipation. Les médecins ont pu lui donner un traitement adapté et nos week-ends sont devenus plus paisibles. Mais la peur est restée.

> Je pense que j'aurais dû accepter le suivi psychologique que l'hôpital m'avait proposé. Je ne l'ai pas fait, et je le regrette.

Communiquer sans parole

Pour communiquer, au début, les soignants m'ont donné un petit carnet. Ils m'ont pris en photo en me disant de mimer les émotions : la colère, la peur, la joie... Sur chaque page du carnet, ils ont collé une des photos. Je pouvais montrer du doigt cette image pour faire comprendre comment je me sentais.

Ensuite, ils ont essayé de m'enseigner quelques gestes en langue des signes. Mais comme je suis hémiplégique, c'était difficile.

On m'a aussi proposé d'utiliser un ordinateur. J'ai refusé, car je voulais faire des progrès et me débrouiller seul, sans machine. J'espérais retrouver ma voix. Avec les orthophonistes, j'ai beaucoup travaillé. Ce fut une vraie victoire le jour où j'ai réussi à faire sortir un son de ma gorge, comme avant !

À vrai dire, je n'aimais pas beaucoup les séances d'orthophonie. Quand l'orthophoniste venait me chercher dans ma chambre, je faisais semblant de dormir pour ne pas y aller. Ma mère, qui savait que ce n'était pas vrai, lui disait de me secouer pour me « réveiller ».

Finalement, mes efforts ont porté leurs fruits. Après des années de rééducation, j'ai réussi à produire des sons différents, puis à articuler certains mots.

Je communique maintenant par mots-clés et par gestes. Grâce à mon téléphone, je peux aussi envoyer des messages. J'utilise des émojis : en un clic, je peux dire ce que je veux. Par exemple, quand je vais faire les courses et que je veux savoir s'il faut acheter du lait, j'envoie un émoji « vache » à ma mère. Et elle me répond.

Avec ma famille, j'ai retrouvé la parole et je parle beaucoup. Ils disent même que je suis trop bavard. Parfois, ils aimeraient bien me mettre du scotch sur la bouche !

Souvent, j'ai du mal à dire ce que je voudrais dire. Les phrases se forment dans ma tête, mais je ne peux pas les prononcer comme je voudrais. Ça m'énerve ! C'est très frustrant de devoir parler mot par mot, d'essayer de faire deviner à la personne en face de moi ce que je veux dire.

Fleuriane est mon interprète. Elle me dit alors : « Calme-toi et respire ! », puis elle attend que je parle ou que je fasse des gestes. Avec elle, j'arrive à communiquer avec un simple regard, car nous nous connaissons par cœur. Quand elle a compris ce que je veux dire, elle le répète aux autres personnes.

Depuis la fin de la rééducation en centres, je vais chez l'orthophoniste une fois par semaine pour progresser au niveau du langage. Pour le corps et l'activité physique, j'ai deux séances hebdomadaires de kinésithérapie. Là aussi, il a fallu tout réapprendre…

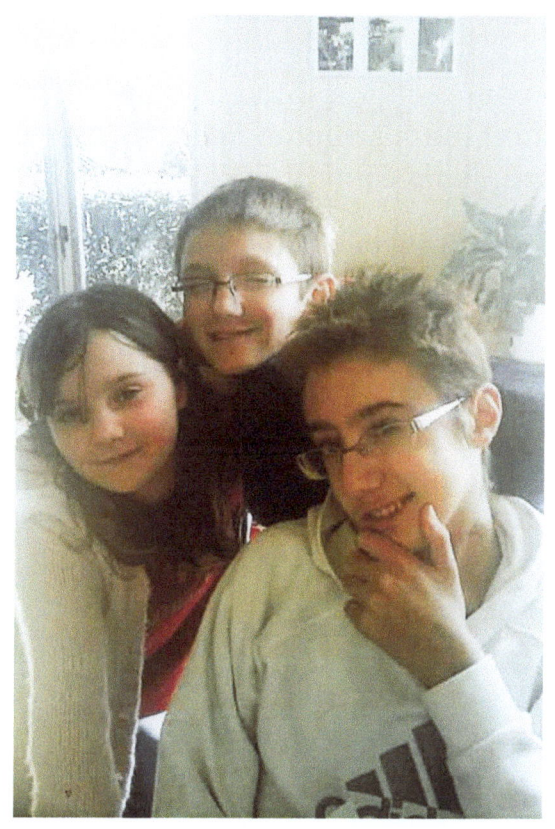

Quel plaisir de revenir à la maison le week-end !

Se remettre debout

Après l'accident, les médecins pensaient que j'allais devenir un « légume ». Ils ont dit à mes parents qu'il y avait peu de chances pour que je marche à nouveau ou que je réussisse à parler.

Mais je me suis battu, jour après jour.

Au début, quand je revenais à la maison le week-end, je restais alité. Comme je ne tenais pas encore assis, c'était compliqué pour me laver. Mon père me portait jusqu'à la salle de bain et me faisait prendre ma douche en me tenant dans ses bras, comme un bébé.

Environ un an après l'accident, j'étais debout et je recommençais à marcher. D'abord avec des cannes, puis sans. Mais le fauteuil roulant n'était jamais bien loin, pour que je puisse m'asseoir quand j'en avais besoin.

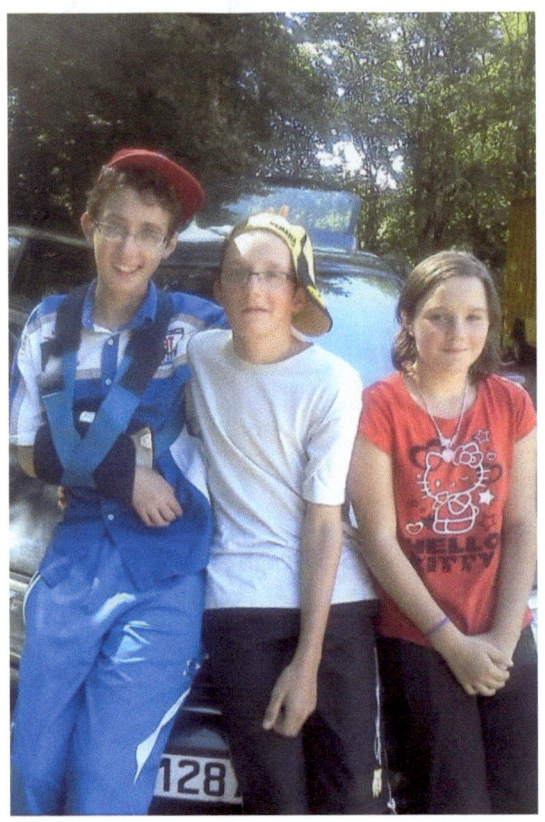

Enfin debout, après des mois de rééducation

Témoignage

Fleuriane, ma sœur

Nous avons eu un accident en décembre 2010. Nous étions tous les cinq dans la voiture : mes parents, mes deux frères et moi.

C'était le jour de la fête de Noël au travail de notre père. Christopher ne voulait pas y aller. Il devait avoir un pressentiment. Mais il a fini par accepter de venir. Nous avons mis son fauteuil dans le coffre, car il ne pouvait pas rester longtemps debout. Et il s'est assis sur le siège du passager, comme d'habitude.

Alors que mon père dépassait une voiture sur une route de campagne, le conducteur s'est mis à déboîter pour tourner, sans clignotant. Les deux voitures se sont percutées. Nous avons vu l'autre véhicule faire des tonneaux. Et nous avons fait une chute dans le fossé, en évitant de justesse de gros poteaux électriques. L'autre voiture s'est retrouvée debout contre la haie. Nous avons eu très peur qu'elle bascule sur la nôtre, car Christopher était coincé à la place du passager.

Nous en sommes sortis indemnes. Un vrai miracle ! Mon père avait toujours dit qu'en cas d'accident, il mettrait son bras devant Christopher pour lui éviter d'être projeté contre le pare-brise. C'est ce qu'il a fait : il l'a plaqué contre le siège. Christopher n'a rien eu.

Il y a une petite anecdote qui est restée suite à cet accident. Pendant quinze minutes, nous avons cherché

> les lunettes de mon frère partout : à l'avant de la voiture et à l'extérieur, dans le champ. Nous pensions qu'elles avaient été cassées ou éjectées lors du choc. Quand nous avons fini par les retrouver, elles étaient simplement posées sur le tableau de bord, bien pliées. Comme si Christopher les avait rangées là !
>
> À l'hôpital, nous avons dit au personnel que mon frère avait eu un grave accident un an avant, car il fallait que Maman lui donne ses cachets à heure fixe. Personne ne nous croyait car Christopher s'amusait dans son fauteuil : il faisait des roues dans les couloirs !

Faire du sport ?

Cinq ans après l'accident, en 2014, j'ai découvert le karaté adapté. J'ai pratiqué ce sport pendant plusieurs mois au centre de rééducation. Ensuite, j'ai changé de centre et je n'ai pas trouvé de sport qui me plaisait.

Aujourd'hui, ma seule activité « sportive », ce sont les séances chez le kiné, deux fois par semaine. Mais je suis fier de dire que je me déplace en marchant, pour aller faire des courses, par exemple. Quand je veux sortir, je mets mon attelle. Elle me permet de stabiliser ma jambe droite, de bien poser mon pied au sol et d'éviter les chutes.

Comme je suis paralysé sur la moitié du corps, je n'ai pas un bon équilibre. L'année dernière, j'étais à la maison et je jouais avec le chien d'une amie. Soudain, il est passé entre mes jambes. Cela m'a déstabilisé et je suis tombé sur le côté droit. Quand je me suis relevé, j'avais mal. Le premier médecin que nous avons rencontré m'a ausculté, puis il a voulu rassurer ma mère :

— Ce n'est rien, le muscle est froissé.

En réalité, je m'étais fracturé le col du fémur. J'ai dû être opéré pour poser une plaque. Maintenant, j'ai une belle cicatrice de huit centimètres environ sur le haut de la cuisse. Bizarrement, je me sens mieux depuis cette intervention. Mon corps me semble plus « solide ».

Mon bras droit est immobilisé mais, là aussi, je progresse peu à peu. Je réussis maintenant à bouger mon épaule. Peut-être que je pourrai à l'avenir retrouver de la mobilité dans la main ?

Toute rééducation évolue par paliers : il y a des progrès, puis des périodes de stagnation. C'est difficile à accepter, parfois. Je sais qu'il ne faut pas se décourager, mais certains jours, je me sens déprimé.

> **TÉMOIGNAGE[3]**
>
> **Arthur Genillon, mon kinésithérapeute**
>
> Christopher est suivi dans mon cabinet depuis l'été 2019. Je le connais donc depuis plus de cinq ans maintenant. Nous effectuons deux séances d'une heure par semaine, le mercredi et le vendredi.
>
> Christopher souffre d'une hémiplégie de l'hémicorps droit, consécutive à un accident vasculaire

---

[3] Les éléments médicaux sont transmis avec l'accord du patient.

cérébral survenu après son accident. Cet AVC a provoqué des lésions de son système nerveux central, perturbant certaines fonctions motrices, sensitives et cognitives.

Christopher a des difficultés à commander ses membres, principalement le bras droit et la jambe droite, car il manque de force et certains muscles sont paralysés. Il souffre également d'un trouble du langage appelé aphasie, qui perturbe son expression orale. Mais il raisonne normalement et n'a aucun problème de compréhension.

En rééducation, nous travaillons sur deux axes : faire progresser Christopher pour améliorer sa qualité de vie, et prévenir l'apparition de troubles secondaires (raideur articulaire, arthrose).

Les séances débutent par un travail manuel pour mobiliser son bras droit. Puis je lui propose des exercices actifs pour travailler sur ses déficits : coordination, équilibre, qualité de l'appui sur sa jambe droite, amplitude de mouvement, force musculaire... Ce sont souvent des jeux avec du matériel (ballons, balles) car Christopher a un esprit compétitif. On voit qu'il aimait jouer au foot avant son accident.

Je fais régulièrement des tests et des observations pour évaluer les progrès de mon patient. Il a déjà bien évolué pour l'équilibre et la qualité de marche.

On estime que deux ans après un AVC, les symptômes neurologiques sont stabilisés. Ils n'évoluent plus, ou très peu. Ainsi, pour que Christopher puisse réutiliser sa main un jour, il faudrait qu'une innovation scientifique parvienne à reformer les connexions neuromusculaires.

Pour autant, la rééducation de Christopher n'est pas défaitiste. Nous cherchons à améliorer ses capacités, tout en restant réalistes, pour éviter le découragement. Les séances lui permettent de stimuler son corps, de rythmer sa semaine, et de lui offrir un lien social essentiel, dans un contexte médical rendant difficile la communication avec les autres.

Christopher est un patient très agréable. Si je devais donner trois adjectifs pour le définir, je dirais : généreux, empathique et drôle. Il apporte beaucoup de bonne humeur et d'humour au cabinet. Il est toujours très poli avec mes collègues et les autres patients. Nous apprécions tous Christopher. Sans lui, les semaines ne seraient plus les mêmes.

Parfois, il a des coups de blues, et c'est normal. Mais chaque séance est un plaisir. Il faut dire que Christopher sait rendre la rééducation divertissante. Comme il est très blagueur, je m'attends toujours à ce qu'il me joue un tour : se déguiser, mettre du parfum odeur boule puante ou apporter un faux chewing-gum qui envoie des décharges électriques !

Je ne m'ennuie jamais avec lui. Pendant que je lui mobilise le bras, il me montre des vidéos drôles sur son téléphone. Nous joignons l'utile à l'agréable.

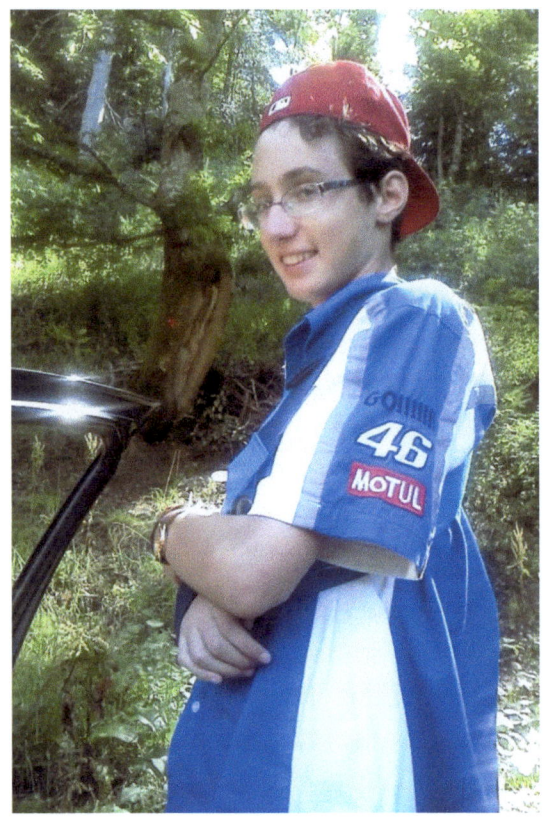

Mon bras droit est immobilisé par l'hémiplégie

La mémoire et les apprentissages

Quand j'étais au centre de rééducation, le collège me manquait et je m'ennuyais parfois. Alors, j'ai demandé à participer aux cours avec les élèves qui étaient régulièrement scolarisés dans le centre.

Le professeur de maths a été étonné de mes compétences : je savais encore faire les multiplications, alors que j'aurais dû avoir tout oublié.

En effet, l'hémisphère gauche, que j'ai perdu, est la partie de notre cerveau associé à la parole et à la logique. Je devrais donc être incapable de calculer. Mais les chercheurs savent aujourd'hui que l'autre hémisphère cérébral peut apprendre à compenser. C'est grâce à cette capacité que j'ai pu faire des progrès.

Par chance, l'accident n'a pas entamé ma capacité de mémorisation et je n'ai eu aucun épisode d'amnésie. Je peux même dire que j'ai une excellente mémoire. Il m'arrive de raconter à mes parents des souvenirs d'il y a vingt ans, dont ils ne se rappellent pas eux-mêmes.

6. Responsabilité et (in)justice

Dans les jours et les semaines qui ont suivi l'accident, il y a eu une enquête. Mes parents n'ont pas beaucoup de souvenirs des premières démarches, car ils étaient trop préoccupés par mon état de santé. Ils se souviennent juste avoir porté plainte contre la conductrice du véhicule. Ils ont pris un avocat pour me défendre. Quand ce premier avocat a quitté son cabinet, mon dossier a été transmis à une avocate.

Après un accident de la route, l'enquête policière aboutit à la rédaction d'un procès verbal, porté au dossier. Ce document indique dans quel état étaient les véhicules et la route, avec un plan et des photos de l'accident. Il contient les constatations médicales et les résultats des tests d'alcoolémie et de stupéfiants, ainsi que les dépositions des conducteurs, des passagers et des témoins.

Pendant le temps de l'enquête, les familles ne reçoivent aucune information. Ensuite, le procès-verbal établi par la police permet de définir les responsabilités de l'accident, après une analyse approfondie. La justice se prononce aussi sur le droit à une indemnisation pour la victime (moi !).

Pour évaluer mon état et décider du montant de l'indemnisation, j'ai vu deux experts, envoyés par chacune des parties : mon assurance et celle de la partie adverse.

Lors de la dernière expertise, j'ai eu l'impression d'être examiné comme un robot qu'on démonte en pièces détachées. Toutes les parties de mon corps ont été associées à des valeurs en euros. Chaque séquelle a été prise en compte pour estimer le préjudice global et le montant de l'indemnisation à me verser.

La procédure judiciaire a duré quatorze ans. Concernant la responsabilité, le tribunal a estimé que les torts étaient partagés à 50/50 entre la conductrice de la voiture et moi. Avec ma famille, nous avons fait le choix de ne pas faire appel de cette décision, même si elle nous semble injuste et incompréhensible.

Bien sûr, la conductrice a subi un préjudice moral et doit vivre avec le souvenir de cet accident. Elle a renversé un mineur et lui a brisé ses rêves. Mais, de mon côté, c'est toute ma vie qui a été bouleversée. Mon enfance s'est terminée à quinze ans, brutalement, un midi, alors que je retournais tranquillement au collège.

Désormais, je suis sous mesure de protection. Ma mère est ma tutrice légale et un mandataire, Monsieur Emmanuel Leroy, gère mes comptes. Présent lors des expertises, il nous a bien accompagnés pendant toute la procédure.

Maintenant que cette partie judiciaire est terminée, je vais enfin pouvoir être adopté par Romuald, le père de mon frère et ma sœur. Il m'a élevé comme son fils, depuis l'âge d'un an et demi. C'est important, pour lui comme pour moi, que cette relation père-fils soit reconnue par une adoption officielle. J'attends ce moment avec impatience.

TÉMOIGNAGE

Mon mandataire, Emmanuel Leroy

Le 24 août 2018, j'ai été nommé curateur de Christopher par le juge des tutelles, à la demande de l'ADAPT de Saint-Lô. Le jugement doit être renouvelé tous les cinq ans.

Dans le cas de Christopher, il s'agit d'une curatelle renforcée. Je m'occupe de tout l'administratif : je paie ses factures et je mets à sa disposition de l'argent de vie, pour ses dépenses quotidiennes.

J'ai aidé la famille à négocier l'indemnité financière de l'assurance de la partie adverse suite à l'accident. Christopher a reçu un capital et une rente mensuelle afin de compenser les préjudices subis (physique, psychologique, moral, scolaire...).

Pendant la procédure, mon rôle est de faire le lien entre les différents intervenants : la famille, l'avocat, les experts de l'assurance, le psy, l'orthophoniste, le kiné.

Christopher est un jeune homme souriant et blagueur. Il aime beaucoup sa famille. Il est très proche de sa mère et de sa sœur.

Pour l'avenir, ses projets sont de travailler en ESAT et d'avoir une relation amoureuse stable.

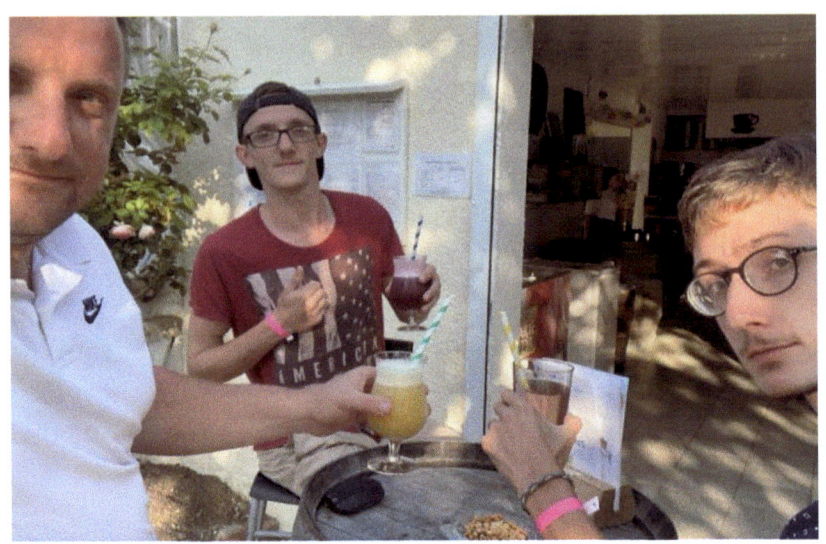

Avec mon père et mon frère Dorian

> **Témoignage**
>
> **Angélique, ma mère**
>
> Nous avons appris que la conductrice faisait souvent cette manœuvre dangereuse pour rentrer chez elle. Nous voulions qu'elle reconnaisse qu'elle était en tort. Pour ma part, j'estime qu'elle est responsable du drame. A-t-elle été condamnée ? J'avoue que je ne sais même pas.
>
> La dernière expertise a eu lieu le 5 mars 2022, plus de douze ans après l'accident. Ensuite, notre avocate a géré la procédure avec la partie adverse, pour estimer les préjudices.

Nous n'avons eu aucun contact avec la conductrice. Sur les conseils de mon avocate, j'ai préféré ne pas assister aux audiences. Il faut faire confiance à son avocat. Je sais aujourd'hui qu'elle avait raison : je n'aurais pas supporté de revoir la conductrice et d'écouter sa version des faits.

En tant que mère, c'est trop difficile, tout ça. J'en voulais à la Terre entière. Je ne comprenais pas pourquoi cet accident était arrivé à mon fils, alors qu'il conduisait bien. Il ne faisait pas le fou.

Moi, quand j'étais jeune, j'ai fait une sortie de route en mobylette. J'avais bu et je ne portais pas de casque. Je n'ai rien eu, ce jour-là. Mais je l'aurais mérité. Alors que Christopher, lui, il n'avait rien fait de mal.

Nous avons reçu la décision finale en juillet 2023. L'indemnisation, ce n'est pas important. Christopher pourrait toucher des mille et des cents, ça ne changerait rien. Son adolescence s'est arrêtée d'un coup.

Aujourd'hui, il a bien progressé. Il peut bouger, marcher, parler un peu. Je suis fière de lui, de ses progrès. Mais sa vie est quand même changée, à jamais.

7. Devenir adulte avec le handicap

Une scolarité interrompue

L'accident a mis fin à mes études. J'envisageais de faire un apprentissage en boulangerie, mais j'ai dû dire adieu à mes projets d'avenir.

En centre de rééducation, des profs venaient nous donner quelques cours de maths et de français. Mais je n'ai jamais pu retourner au collège. Comme j'ai perdu la moitié de mon cerveau, je ne sais plus ni lire ni écrire.

L'accident a fait le tri dans mes relations : certaines personnes se sont éloignées. J'ai compris qu'elles n'étaient finalement que de simples connaissances. Ma « popularité » du collège me semble bien loin, maintenant. Heureusement, des amis, filles et garçons, sont restés proches.

Je ne saurais jamais ce que c'est que d'être lycéen. Pour me le faire découvrir, ma sœur a demandé au proviseur de son lycée l'autorisation de m'emmener avec elle en cours, pendant une demi-journée. C'était un lycée professionnel, où les jeunes apprennent la mécanique, la carrosserie, la chaudronnerie...

Ce jour-là, je me suis donc habillé en tenue professionnelle, avec des chaussures de sécurité, et j'ai pu assister aux cours toute la matinée. C'était étrange de me retrouver dans une classe, un endroit où je n'avais pas mis les pieds depuis des années. Ce fut une expérience très fatigante pour moi, mais ça m'a fait plaisir de découvrir ce que vivait Fleuriane chaque jour.

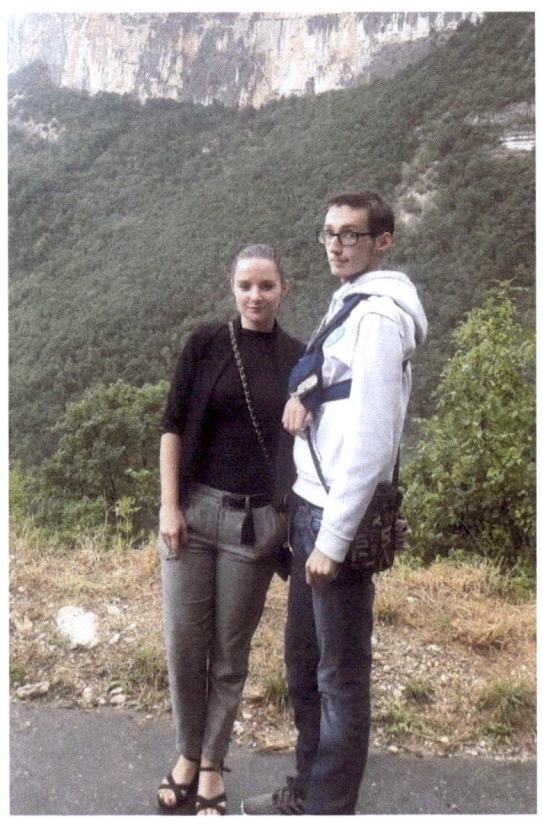

Avec Fleuriane, ma petite sœur et mon « interprète »

Rester à la maison ou travailler ?

Maintenant, je vis chez mes parents. Le week-end, je vais chez Mémère, et je rends visite à Mum, mon autre grand-mère. J'aime faire le tour de la famille. C'est un plaisir pour moi, et pour tous ceux que je vais voir.

Mes journées sont calmes, avec une routine qui me convient bien : me lever, me laver, m'habiller, prendre mes repas, aider mes parents à la maison.

Les jours où j'ai une séance de kiné ou d'orthophoniste, je reviens très fatigué, car les exercices me demandent beaucoup de concentration.

J'aimerais avoir une place au centre de réadaptation de Giberville, où je pourrais travailler avec d'autres adultes handicapés. Ils font de l'emballage de cahiers et de stylos. Ils sont logés juste en face. Jusqu'ici mes parents n'ont pas voulu que j'y aille, car les chambres sont petites. Ils préfèrent que je reste tranquille à la maison.

Les services sociaux voulaient m'envoyer à Montebourg, dans la Manche. Mais c'est un peu loin.

Avoir un travail me donnerait un peu d'indépendance et une activité sociale. Pour cela, il faut attendre qu'une place se libère ou que de nouveaux postes soient créés.

Malgré ma paralysie, je suis capable de faire beaucoup de choses : les courses, le ménage, la vaisselle... Mais je n'ai pas de moyen de locomotion, ce qui limite mon autonomie. Pour me « balader », j'utilise Google Maps. Je navigue d'un lieu à l'autre, pour revoir les endroits où j'ai vécu.

L'avenir me pose question. Parfois j'aimerais vivre tout seul, avoir un appartement ou une petite maison, mais j'ai peur de ne pas réussir à me débrouiller au quotidien. Je voudrais trouver une petite amie pour m'accompagner, me soutenir et m'aimer.

L'image de soi face aux autres

Je me trouve moche. Il y a six ans, j'ai demandé à être opéré d'une oreille. Je ne la supportais pas : elle était décollée et cela me donnait des complexes.

Le regard des autres me gêne. Parfois, je m'en rends malade, tellement je ne supporte pas le contact avec des inconnus. J'ai eu un suivi psychologique lors de ma rééducation à Saint-Lô, mais je manque toujours de confiance en moi.

Quand je croise des gens dans la rue ou au supermarché, j'ai l'impression qu'ils me regardent de travers, qu'ils balancent des critiques dans mon dos.

À vrai dire, j'ai du mal à faire le deuil de celui que j'étais avant. J'aime regarder des photos et des vidéos pour me revoir. En particulier celle où je joue dans la piscine avec mon frère, pendant l'été 2009. C'est émouvant pour moi d'entendre ma voix. Je me demande ce qu'elle serait devenue aujourd'hui, après avoir mué. Dorian parlait « comme une fille » à cette époque : sa voix dans le film ne ressemble pas du tout à la voix d'homme qu'il a maintenant.

Dix ans plus tard, j'ai eu à nouveau l'occasion de me baigner dans une piscine, pendant des vacances en famille. J'ai adoré retrouver ces sensations que j'avais connues dans ma vie d'avant. Dans l'eau, je me sens plus léger, plus libre. Ma mère et ma sœur me disent que je devrais retourner à la piscine municipale, prendre des cours particuliers avec un maître nageur, qui m'aiderait à me déplacer et à progresser. Mais je refuse. J'ai peur du regard des autres sur mon corps. Jamais je n'oserai me mettre en maillot de bain devant des inconnus.

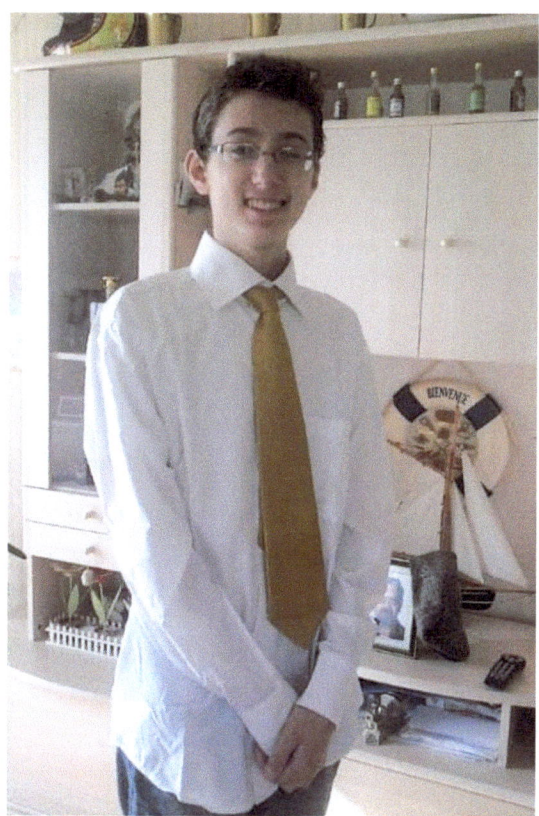

Quand le handicap devient invisible

Ce n'est pas facile de vivre avec le handicap. Je n'ai pas toujours le moral. Parfois, mon humeur change en quelques secondes. Je suis joyeux, je souris. Et puis, tout à coup, tout devient sombre. C'est comme une vague qui me submerge. Mes proches se sont habitués à ces brusques variations émotionnelles, que je ne peux pas contrôler.

La vérité, c'est que je ne veux pas qu'on me considère comme une personne handicapée. Je veux faire tout comme les autres, comme avant. Quand nous prenons la voiture en famille, je refuse que mes parents se garent sur les places pour handicapés.

Des visions fascinantes

Beaucoup de choses ont changé dans ma vie. Je suis devenu quelqu'un d'autre, même si ma personnalité reste la même.

Depuis l'accident, j'ai comme un sixième sens, un don. Je sens ou je vois des choses qui ne s'expliquent pas de manière rationnelle. On y croit ou on n'y croit pas, mais les épisodes sont nombreux.

Ainsi, dans mon sommeil, j'ai vu mon arrière-grand-mère sous masque respirateur à l'hôpital. Quand je me suis réveillé, je l'ai dit à ma mère. Elle a appelé mon grand-père qui lui a confirmé que c'était vrai : Grand-Mémère venait d'être hospitalisée.

En 2015, notre chien est mort dans les bras de Fleuriane. Elle a appelé notre mère pour le lui annoncer. Moi, je n'étais pas surpris. J'ai dit :

— Je le sais, il m'a dit au revoir ce matin.

En effet, quand j'avais quitté la maison, le chien était venu me voir. En le serrant dans mes bras, j'avais senti qu'il allait partir.

> **TÉMOIGNAGE**
>
> **Angélique, ma mère**
>
> À l'époque où Christopher était en rééducation à la Ferté-Macé, le centre m'a appelée pour me dire qu'il n'était pas bien. Il voyait des trucs bizarres : deux personnes en blanc qui emmenaient son grand-père.
>
> Dix minutes après, le téléphone sonnait et j'apprenais que mon beau-père venait de décéder. C'était le 1er juin 2010.

Un ange gardien ?

Mes proches disent que j'ai un ange à mes côtés, qui me protège et qui les protège, comme lors de notre accident de voiture en 2010.

D'ailleurs, en janvier 2023, nous avons à nouveau évité de justesse un autre drame.

Ce jour-là, j'étais passager de la voiture. Ma sœur conduisait et notre mère était assise à l'arrière. La route passait sur un pont, au-dessus d'une voie de chemin de fer. Nous sommes arrivés sur ce pont au moment où le train traversait en-dessous. Maman a dit :

— Ce serait marrant qu'on saute sur le train.

Nous avons rigolé. Et juste à ce moment-là, nous avons vu une voiture qui nous fonçait dessus : elle doublait un autre véhicule, malgré la ligne blanche. Nous avons cru qu'elle allait nous percuter de plein fouet et nous faire voler en contrebas. Ma sœur a pilé et klaxonné. L'arrière de notre voiture s'est déporté mais nous sommes restés sur la route. Le chauffard a réussi à se rabattre à quelques centimètres seulement de notre capot. Nous avons croisé son regard et nous avons vu la frayeur dans ses yeux. Sa conduite impulsive et dangereuse aurait pu tous nous tuer.

De retour à la maison, Fleuriane et Maman ont dit que j'avais une bonne étoile, qui nous avait sauvé la vie.

Conduire à nouveau ?

J'ai gardé les clés de ma 50, en souvenir, mais je ne suis jamais remonté sur une moto. Enfin si, une fois, pour faire le tour du quartier derrière mon père. J'ai eu peur, car cela m'a rappelé l'accident.

Parfois, j'aimerais avoir un véhicule. Nous nous sommes renseignés pour savoir si je pourrais conduire une voiture adaptée à mon handicap.

J'avais beaucoup d'espoir. Alors j'ai accepté de passer des tests de conduite. Résultats : je n'ai pas une assez bonne vision périphérique du côté gauche et mon temps de réaction est trop long. De toutes façons, même si c'était possible, je pense que ma mère n'accepterait pas que j'aie une voiture.

TÉMOIGNAGE

Angélique, ma mère

Quand Christopher est remonté sur une moto, pour faire un tour derrière son père, je n'étais pas rassurée. Et dans toutes les situations de la vie, je m'inquiète pour lui, maintenant.

Je suis très protectrice avec lui, parce que je ne pourrais jamais oublier l'accident. Le handicap crée une autre relation avec son enfant. Maintenant, je veux tout prévoir pour que sa vie se passe au mieux. Et même après.

Je sais que je ne suis pas éternelle, alors je pense au moment où je ne serai plus là. Nous avons réservé une concession au cimetière, où Christopher sera enterré avec moi. J'ai conscience que je risque de choquer certains parents. Mais pour moi, c'est normal de tout prévoir.

Je n'ai que 48 ans, mais le jour où je mourrai, je veux partir l'esprit tranquille. Et puis, l'accident m'a appris que notre vie peut s'arrêter à tout moment.

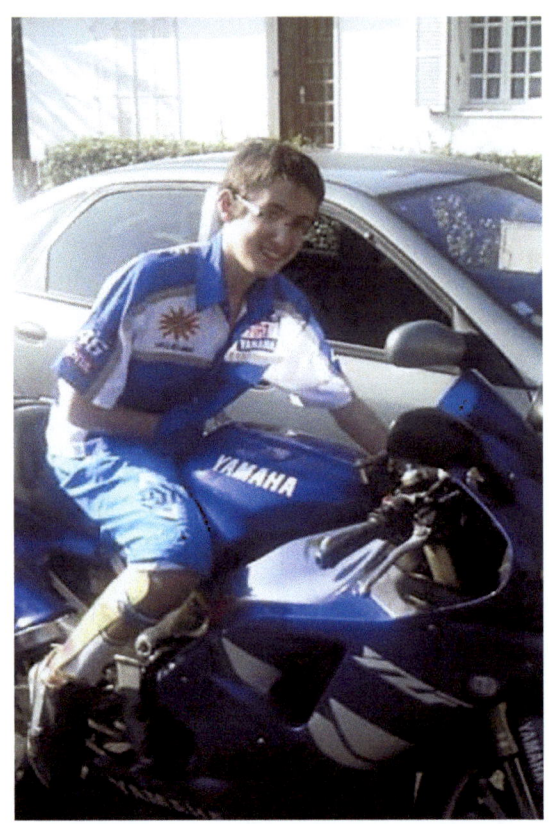

Je souris, mais je ne suis pas rassuré

8. Les dangers de la route

Pour conclure ce livre, je laisse la parole à ma sœur, qui souhaite vous faire passer un message.

« Notre vie ne tient qu'à un fil. Il suffit d'une seconde d'inattention pour qu'un destin bascule.

Quand vous conduisez, votre attention doit être centrée sur la route, toujours. Si vous détournez le regard un instant, pour répondre à un passager ou regarder votre téléphone, ces quelques secondes peuvent vous faire perdre la vie.

Christopher ne faisait pas l'andouille avec sa motocyclette. Il n'a jamais essayé de faire des « roues » ou d'autres bêtises. Il a toujours respecté le code de la route.

Comme tous les jours, le 22 octobre 2009, il roulait à moins de 45 km/h, en restant bien sur sa droite. Pourtant, l'accident est arrivé. Et sa vie d'avant est restée sur place.

Christopher a revécu des milliers de fois l'accident dans sa tête. Au début, la scène lui revenait par flashs. Puis il a eu besoin de se refaire le film, encore et encore, pour tenter de comprendre l'incompréhensible et d'accepter l'inacceptable.

Nous aussi. Comme lui, nous ne pouvons nous empêcher de nous demander « Et si ? » :

Et s'il était resté discuter avec Dorian, au lieu de repartir en moto dans les rues ?

Et s'il n'avait pas pris de passager ?

Et s'il avait choisi un autre itinéraire ?

Ce sont des questions sans fin. On ne peut s'empêcher de ressentir un sentiment d'impuissance. On voudrait revenir en arrière et changer le cours des événements, pour que la voiture de cette conductrice et sa moto ne se soient jamais croisées.

Vous avez l'habitude de faire des « wheelings », des courses et autres « prouesses » à moto ? C'est certainement un plaisir pour vous. Mais imaginez que vous perdiez le contrôle de votre véhicule. Vous pouvez y laisser la vie ou finir cloué dans un lit d'hôpital, plongé dans le coma. Pensez à votre famille et vos proches qui vivront dans l'angoisse ou pleureront pour votre âme.

Vous pourriez aussi faire des victimes. Le 29 août 2024, un motard a fauché une fillette de sept ans à Vallauris. Kamilya traversait la rue sur le passage piéton. Et sa vie s'est arrêtée là, sous une moto lancée à vive allure. Si cela vous arrive, vous n'aurez plus de futur. Vous vivrez avec cette mort sur la conscience pour le restant de vos jours, avec la culpabilité insoutenable d'avoir tué une personne innocente.

Nous sommes tous responsables de notre sécurité et de celle des autres usagers de la route.

Chaque année, des personnes de tout âge sont victimes d'accidents. Et les jeunes sont particulièrement touchés, comme le prouvent les statistiques sur la sécurité routière[4]. En effet, 116 jeunes de 14 à 17 ans sont décédés en 2023, ce qui correspond à un décès tous les trois jours. Ce chiffre est en hausse, alors que le nombre total de tués sur les routes diminue (3 167 personnes en 2023).

Les jeunes sont très exposés aux dangers, car ils se déplacent souvent à pied, à deux-roues ou à vélo. Parfois ils ne font pas attention aux véhicules autour d'eux, comme l'adolescent en trottinette qui m'a coupé la route, une fois, sur un rond-point.

L'été dernier, c'est notre mère qui a eu des sueurs froides. Un enfant, qui faisait l'imbécile sur le trottoir, a traversé la rue sans regarder, dans un virage, pour rejoindre ses copains de l'autre côté.

Il était quatorze heures. Ma mère rentrait du travail. Elle roulait doucement, mais elle n'a pas pu l'éviter. Après l'accident, elle m'a appelée, paniquée, en larmes :

— L'enfant est sous la voiture, je ne sais pas comment il va.

Quand je suis arrivée, la victime était allongée dans l'ambulance. Ma mère tremblait. Les pompiers lui ont dit :

— Il est indemne, rassurez-vous. Ce n'est pas de votre faute. C'est lui qui aurait dû regarder avant de traverser. Il ne vous a pas vue arriver.

---

[4] Bilan 2023 publié en mai 2024 par l'ONISR, Observatoire national interministériel de la sécurité routière.

Elle était choquée, consciente d'avoir évité un drame, de justesse. Elle n'était pas responsable, mais elle ne s'en serait jamais remise si l'enfant avait été blessé. Ou pire.

Les secouristes ont ajouté :

— Heureusement que c'était vous, car vous ne rouliez pas vite et vous avez eu le réflexe de freiner. Sinon, il y passait.

Cet épisode traumatisant nous a confirmé que tout peut arriver, n'importe quand. Au coin de la rue.

Comme le montre l'histoire de Christopher, les accidents ont souvent lieu dans un environnement connu, pendant un trajet quotidien qui, a priori, ne présente pas de danger.

Votre famille peut être touchée demain. Et si vous, ou l'un de vos proches, êtes blessé avec des séquelles, vous devrez vivre avec le handicap pour le restant de vos jours. Comme nous.

Oui, mon grand frère a survécu. Mais à quel prix ? Les blessures graves et les vies gâchées sont aussi une réalité dure, qu'il ne faut pas négliger, et que nous pouvons éviter. Tous ensemble.

Nous espérons que la lecture de ce livre vous a fait réfléchir et que saurez prendre soin des autres, de votre famille et de vous-même.

Faites attention à la route tant qu'il est encore temps.

Ça n'arrive pas qu'aux autres. »

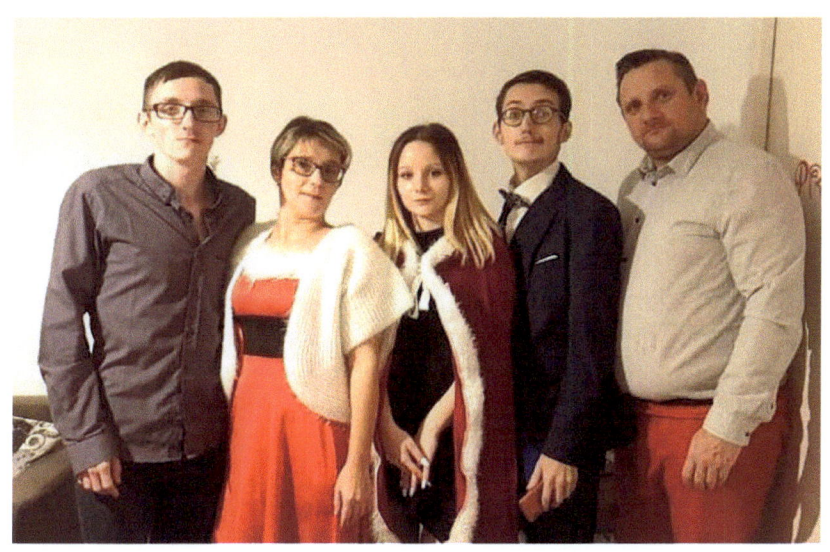

Un pour tous, tous pour Christopher

Remerciements

Nous tenons à remercier :

- L'équipe du service de réanimation pédiatrique du CHU de Caen qui a soigné Christopher lors de son hospitalisation à la fin de l'année 2009 ;
- L'équipe du centre de rééducation de la Ferté-Macé de 2010 à 2012 ;
- Les ambulances de Saint-Pierre-sur-Dives, en particulier M. et A., qui ont transporté Christopher en 2010 comme s'il était leur fils ;
- La famille Taillebosq ;
- La famille D. ;
- Emmanuel Leroy, le mandataire de Christopher ;
- Laurie, qui lui a sauvé la vie en pratiquant les gestes de premier secours ;
- Benjamin ;
- Rémi, ainsi que sa famille ;
- L'orthophoniste de Christopher ;
- Son kinésithérapeute, Arthur Genillon ;

- Les enseignants et le personnel du collège Jacques Prévert de Saint-Pierre-sur-Dives en 2009-2010 ;
- Les anciens élèves de ce collège en 2009-2010 ;
- Nos familles, Thouroude et Langlais, pour avoir été présentes et ne jamais nous avoir abandonnés dans cette épreuve difficile.

Merci également à tous les lecteurs qui liront ce livre.

S'il vous a plu, n'hésitez pas à en parler autour de vous. Vous pouvez également laisser un avis sur le site d'achat ou sur les réseaux sociaux.

Vous nous aiderez ainsi à faire découvrir l'histoire de Christopher et à sensibiliser les gens aux dangers de la route.

Annexe : le texte de Fleuriane

Fleuriane, ma sœur, a écrit ce récit dans le cadre d'un exercice de rédaction, quand elle était au lycée. Le document original comporte les corrections de sa professeure de français, au stylo rouge.

Prisonnier d'un accident

De ce que je me rappelle de mon ancienne vie, j'étais un genre de garçon qui aimait draguer les filles. J'aimais tout simplement les filles. Je n'avais pas de style en particulier, mais je les aimais toutes. J'étais aussi le genre à sortir avec des copains le soir. J'aimais faire le con, être entouré. J'étais tout simplement aimé : de ma famille, de mes amis ou de mes professeurs.

D'ailleurs, je ne me suis pas présenté. Je m'appelle Christopher et j'ai vingt-trois ans. Ma vie a changé du jour au lendemain. Le garçon que j'étais, je n'allais pas le retrouver. Je vous explique.

Le 23 septembre 2009, c'était le jour de mon quinzième anniversaire. Comme chaque anniversaire, mes parents, mon frère et ma sœur aimaient attendre minuit pile pour me le souhaiter. Alors, c'est ce qu'ils ont fait ce jour-ci. Je m'y attendais fortement, alors je ne m'étais pas endormi.

Après avoir passé une bonne nuit en pensant à mon cadeau d'anniversaire, je me lève heureux et surtout impatient. Ma famille me souhaite une nouvelle fois un bon anniversaire. Ils font comme si de rien n'était, comme à chaque anniversaire. Je savais très bien qu'il fallait que je joue le jeu et que je ne descende surtout pas dans le sous-sol car c'est souvent là qu'ils cachaient les cadeaux. Je suis parti en sortie tout l'après-midi avec mes amis et je suis rentré vers dix-huit heures, comme d'habitude.

Mes parents ont été faire les courses pour le soir et le lendemain. Nous prenons l'apéro et trinquons à ma santé, puis nous mangeons tranquillement dans la joie et la bonne humeur. Une fois le repas terminé, c'est le temps du gâteau. Les lumières sont éteintes, une musique d'anniversaire est mise en route et un gâteau lumineux tenu par ma mère se dirige vers moi. Ma mère dépose le gâteau sous mes yeux, ma famille termine de chanter et je souffle les bougies. Une fois le gâteau terminé, mes parents me font signe de les suivre. Nous passons par une porte qui nous dirige vers le sous-sol, nous descendons les marches, marchons un peu vers le cadeau. Et là ! Je vois mon cadeau qui n'était évidemment pas emballé puisque c'était une motocycle ! Je savais bien que j'allais avoir une motocycle puisque j'avais passé mon examen de conduite (BSR) pour pouvoir en conduire une. Et vu que c'était déjà prévu, j'étais au courant dès que mes parents m'en ont parlé.

Depuis ce jour, ma motocycle était devenue ma meilleure amie, celle avec qui je passais le plus de temps.

J'ai toujours été fan de motocycles, c'est mon père qui m'a transmis sa passion. C'est lui qui m'emmenait sur sa motocycle faire des tours à je ne sais combien de kilomètres-heure. Mais je savais très bien que la sensation en tant que conducteur n'allait pas être la même qu'en tant que passager. Et j'avais bien raison : la sensation est bien plus agréable en tant que conducteur. Chaque jour, j'allais au collège avec ma motocycle, j'emmenais mon frère, j'allais voir ma grand-mère pour lui demander des sous pour l'essence, j'allais voir mes amis. Je ne m'en séparais jamais.

Et puis, un mois plus tard, il y a eu ce jour. Comme à chaque fois, j'ai pris ma motocycle pour aller au collège, mon frère étant passager. Nous nous dirigeons vers le collège, je dépose mon frère et je décide de repartir faire un tour avant que les cours ne commencent. Je repars vers le centre-ville. Sur ma route, je croise un ami qui me fait signe de m'arrêter. Je m'arrête et mon ami me demande de l'emmener au collège. À chaque fois, cet ami me demandait de l'emmener et je refusais. Sauf que, par énervement et en pensant qu'il me foutrait la paix, ce jour-là, je décide de le transporter. Je lui donne le casque que j'avais récupéré une fois mon frère déposé. Et c'est parti en direction du collège. Je roule à trente kilomètres-heure, comme convenu en ville. Je roule bien à droite, comme un bon conducteur.

Malheureusement, ce jour-ci, je ne savais pas que ma vie allait changer.

Sur le chemin, mon ami et moi avons eu un accident grave. Nous avons percuté un véhicule qui se dirigeait chez lui mais qui était sur les deux voies. Comme mon ami m'avait parlé à ce moment-là, j'avais légèrement tourné la tête pour l'écouter et je n'avais pas vu le véhicule qui faisait sa manœuvre. La personne qui était au volant du véhicule n'avait pas entendu ni aperçu ma motocycle dans son rétroviseur.

Je suis passé par-dessus le véhicule et je me suis retrouvé allongé par terre. J'entendais les personnes parler autour de moi. Je voulais me relever, sauf que ma surveillante du collège qui était à côté de moi m'a dit de rester allongé car je saignais. Ma carotide a été sectionnée à cause de la jugulaire de mon casque. Ma surveillante de collège m'a appuyé sur la carotide pour faire un point de compression, pour stopper le sang qui n'arrêtait pas de couler. J'entendis les pompiers arriver.

Livre écrit, mis en page et créé
en août, septembre et octobre 2024 par
Natacha Colbert
écrivain biographe chez Filiaplume

www.filiaplume.fr